Adelgaza en menopausia

Dr. VÍCTOR BRAVO

Adelgaza en menopausia

Todo lo que necesitas saber para sentirte bien y recuperar tu cuerpo

Grijalbo

Papel certificado por el Forest Stewardship Council®

FSC
www.fsc.org
MIXTO
Papel | Apoyando la silvicultura responsable
FSC® C117695

Penguin Random House Grupo Editorial

Primera edición: marzo de 2026

Printed in Spain – Impreso en España

ISBN: 978-84-253-7300-8
Depósito legal: B-19.777-2025

Compuesto en Promograff - Promo 2016 Distribucions, S. L.

Impreso en Black Print Ibérica, S. L.
Sant Andreu de la Barca (Barcelona)

GR 7 3 0 0 8

Índice

Prólogo

Durante los veintitrés años que llevo dedicándome a la salud de la mujer en todas las etapas de la vida, he invertido mucho tiempo, energía e ilusión en buscar respuestas y soluciones a todo aquello que las hace sufrir y les roba la salud y la paz mental. Quizá una de las quejas que más se repiten a diario en mi consulta es: «Doctora, lo estoy haciendo todo igual que antes y sigo engordando. Por favor, ayúdeme a entender lo que le sucede a mi cuerpo».

El deseo de responder a los desafíos que afrontamos en la menopausia, para los que nadie nos prepara, hicieron que me especializara en esta etapa tan apasionante como compleja.

Cada día acuden a mi consulta muchas mujeres en plena transición con los ojos cansados de luchar contra un cuerpo que sienten ajeno. Son brillantes, disciplinadas, comen bien, entrenan, duermen mejor de lo que la vida les permite... y aun así ven en el espejo un cuerpo que no reconocen, sienten demasiados cambios para los que nadie las ha preparado y se dan cuenta de que la fuerza se va en silencio, que la báscula sube sin permiso.

Son mujeres cansadas de machacarse y luchar contra su cuerpo. Lo hieren con la dieta de moda, las pastillas quemagrasa que alguien les recomendó u horas de ejercicio autoimpuesto como un castigo por lo que comieron.

Y siempre, como un eco heredado, aparece la misma frase: «Debo de estar haciendo algo mal». No, no están haciendo nada mal.

Partamos de creer a las mujeres.

Creyéndolas de verdad.

Porque creerlas las libera.

Porque, cuando una mujer se siente comprendida y validada, deja de verse rota.

Este libro de Víctor —riguroso, valiente y profundamente didáctico— explica la fisiología con una claridad que ojalá hubiese estado disponible décadas atrás y abre la puerta a algo que para mí es esencial: la menopausia no es un invento emocional ni una etapa anecdótica. Es una transformación biológica que tiene un impacto real en cómo el cuerpo gasta, acumula, duerme, procesa, siente y responde.

Y sí, la caída de los estrógenos tiene un impacto importante en la salud integral.

En mis conferencias explico que los estrógenos son como el guardaespaldas que, mientras nos acompaña, nos protege de muchos riesgos, pero, al irse, inclina la balanza hacia la inflamación, dejando al descubierto todo lo que no tuvimos la oportunidad de trabajar en años anteriores.

Los estrógenos cumplen funciones en todos los órganos y sistemas. A muchas mujeres la menopausia les afecta al sueño, a la energía, al estado de ánimo, a las ganas de entrenar, incluso al apetito, y es fundamental hallar explicaciones cercanas a todo lo que nos sucede para ponernos manos a la obra y recuperar la plenitud.

Y ahí está la verdad que defiendo: para muchas, esto hace que engordar sea más fácil y, adelgazar, más difícil, aunque hagan las cosas bien.

Pero sería injusto decir que la menopausia es la única culpable, como si el cuerpo femenino fuese un mecanismo frágil condenado a fallar. La realidad es más compleja: las hormonas y el estilo de vida van de la mano. La menopausia acelera procesos que ya estaban en marcha, ilumina lugares donde hemos ido acumulando cansancio y olvido, y amplifica lo que no vimos a tiempo.

La buena noticia es que en estas páginas encontrarás claves que te guiarán para que alcances el equilibrio. Por eso me gusta este libro.

Porque derriba mitos sin hundir a las mujeres.

Porque explica sin culpar.

Porque devuelve herramientas sin prometer milagros.

Porque te invita a dejar de lado los atajos y elegir el camino largo, seguro y saludable.

Porque te llenará de esperanza al saber que muchas mujeres ya han recorrido la senda que estás a punto de emprender.

Con este libro aprenderás a nutrirte para estar sana y tener energía, a cuidar de tus músculos como tu mayor tesoro, te permitirás disfrutar de la comida saludable sin culpa y comprenderás que te necesitamos fuerte y segura de ti misma. Orgullosa de quién eres, enamorada de tu cuerpo, tu instrumento para vivir todas las experiencias que la vida te plantee. Y para eso no hay nada más importante que dejarte guiar por un experto desde el rigor científico y la convicción de quien ha ayudado a cientos de mujeres como tú.

Aquí encontrarás ciencia, sí, pero también una narrativa sensata y respetuosa en la que caben la terapia hormonal bien indicada, la fuerza, el músculo, el descanso, los momentos de disfrute, las rutinas que sostienen... y, cuando sea necesario, herramientas farmacológicas modernas, como los agonistas GLP-1, que para algunas mujeres son la oportunidad real de recuperar terreno metabólico y calidad de vida.

Si estás leyendo estas líneas, quizá estés harta de sentirte culpable o confundida.

Quizá intuyas que tu cuerpo te pide otro tipo de comprensión.

Quizá necesites que alguien te diga, con ciencia en la mano y humanidad en la voz, que no estás sola.

No te estás imaginando lo que te ocurre.

Y sí, hay una forma de volver a sentirte tú.

Este libro recoge muchas de las respuestas que necesitas para iniciar este camino sostenible para toda la vida. Con equilibrio, amor y gratitud hacia tu cuerpo.

Entenderás que la clave del cambio de composición corporal que anhelas y que tantos beneficios te traerá empieza por comprometerte a cambiar de identidad, por ver lo gratificante que puede ser que confíes en ti, en tu poder de transformar viejas creencias para despertarte cada mañana con energía, fuerza y vitalidad.

Ojalá sea el faro que te devuelva el poder, la serenidad y el conocimiento que necesitas para transitar por esta etapa con fuerza y verdad.

Dra. Radharani Jiménez
Ginecóloga experta en menopausia y salud integral de la mujer. Conferenciante, autora y divulgadora

Introducción

Cuando se sentó en la silla de la consulta, María rompió a llorar. Mientras sacaba los clínex del bolso y se secaba las lágrimas, me contó que necesitaba ayuda. «No puedo seguir así, doctor», me aseguró. Su salud se había deteriorado después de seguir una dieta tras otra. A sus cincuenta y tres años, no podía subir un piso sin ahogarse y llegaba sudando a cualquier sitio. Le daba vergüenza, la misma que le producía ponerse el bikini para ir a la playa. Hacía años que no iba. Me comentó también que nunca se hacía fotos porque le daba pánico compararlas con las de los años anteriores. Otro obstáculo era salir a comer fuera; lo tenía totalmente prohibido, porque, si no, «Es que voy a engordar» o «Voy a incumplir el tratamiento dietético».

Por desgracia, entre la consulta del hospital y mi programa online, en los últimos cinco años he visto a infinidad de pacientes como María. Entre dos y cinco mil, y no exagero. Todos presentan problemas parecidos con el sobrepeso y la obesidad. Dejé que ella se expresara y, en el poco tiempo del que disponemos los médicos en consulta, traté de ayudarla. Lo primero que les suelo preguntar es cuánto tiempo llevan en esa situación y cuándo se les disparó el peso. La mayoría me suele relatar algo similar a esto:

> Pues mira, Víctor, he sido gordita de toda la vida. Mi madre me llevó al endocrino a los ocho años. Antes de hacer la comunión, ya seguía mi primera dieta: pollo con lechuga, merluza con judías y tiro porque me toca. No podía salir de ahí, pero

> claro, al final eres una niña y no la cumples. Luego, en la adolescencia, más o menos sigues estando gordita, y te dicen que eres una vaga sin fuerza de voluntad. Subes un poco de peso después de los embarazos, pero cuando te disparas de verdad es en la menopausia. Ya no sé si es que tengo un problema hormonal, porque mi madre también era así y mi abuela ni te cuento...

Lo que me explican las pacientes me hace reflexionar. A pesar de toda la información de la que disponemos hoy —inteligencia artificial, blogs, artículos, publicaciones, conocimiento científico...—, **¿por qué seguimos creyendo que la obesidad se debe a la genética o a un trastorno hormonal?** Pocas enfermedades tienen mejor descrita su causa: mayor ingesta energética que gasto calórico. Eso no significa que las causas que influyen en estos dos factores no sean múltiples. De hecho, lo son.

Decir que la obesidad se produce por una única causa sería como afirmar que una ciudad se inunda porque llueve. Sí, se ha inundado porque ha llovido, eso está claro. Si no, no se hubiera inundado. Pero es que al hecho de que llueva tenemos que añadir que probablemente tenga un mal sistema de alcantarillado, esté construida sobre un valle que impida que el agua se drene o los edificios se hayan levantado de una forma que propicie las inundaciones. Es decir, aunque la causa de la obesidad sea una mayor ingesta energética que gasto calórico, podemos llegar a esta meta por muchas vías. Hay diversas formas de definir la obesidad, y muchos ejemplos de ello:

- **Enfermedad sociocultural.** Comes supersano de lunes a viernes, pero los fines de semana, como a tus amigos les encanta la fiesta, sales y te bebes hasta el agua de los floreros. En tu zona, el único sitio para hacer la compra en kilómetros a la redonda es el bazar indio, donde lo más sano que puedes encontrar es el pollo *tandoori*.
- **Enfermedad del entorno.** Tu ciudad está hecha para ir en coche a todas partes y cero preparada para el carril bici u otro medio de transporte.

- **Enfermedad con asociación familiar.** Tratas de adelgazar, pero la primera tarea de tu marido al volver de trabajar es bajar al chino a comprar napolitanas de chocolate para ver la telenovela de la tarde.
- **Enfermedad con fuerte inicio en la infancia.** Has acostumbrado a tus hijos a no comer verduras y a dejar limpio el plato porque «En otras partes del mundo se mueren de hambre». Quizá prepares menús diferentes para los adultos y para ellos. Al final, como no se terminan lo que hay en el plato, te lo acabas comiendo tú porque «La comida no se tira».

Debido a esto, la obesidad está descrita, a día de hoy, como una **enfermedad crónica, multifactorial y recidivante** (o recurrente). De hecho, varios científicos han propuesto cambiarle el nombre a enfermedad metabólica crónica adiposa (EMCA), *adipose body chronic disease* (ABCD) en inglés, propuesta que se está valorando para reducir el estigma del peso que arrastran estas personas y que tanto les hace sufrir. Y es correcto, la gordofobia existe en nuestra sociedad, está ampliamente extendida. Pero una cosa es apiadarse y tratar de ser empáticos con la situación de María para ayudarla y otra muy diferente es ignorar la realidad científica. Este problema no lo vamos a resolver ni con el enfoque clásico en el que el médico actúa como juez implacable ni tampoco con los indolentes e infantiloides enfoques que muchos proponen:

- **Enfoque clásico de la obesidad:** «Haga usted la dieta como toca: cierre el pico, échele el candado a la nevera y no salga a comer fuera. Y, por supuesto, si no pierde peso, por aquí no vuelva».
- **Enfoque *body positive*:** «La obesidad se debe sobre todo a la genética. Todas las tallas son sanas y saludables. No puedes evitarlo. Acéptate tal y como eres. Pretender cambiar tus hábitos es un acto gordofóbico; hay gente que no puede lograrlo».

Este libro propone un punto intermedio que puede que contenga más verdad que los extremos, ya que estos rara vez suelen funcionar. Imagínate que pudieras lograr resultados sin depender de la fuerza de voluntad. Imagínate que pudieras comer de todo sin miedo a engordar. Volver a sentirte ágil y fuerte. Responsabilizarte de tu salud y tu entorno. Recuperar las riendas de tu vida. La obesidad no tiene que ser una enfermedad crónica ni recidivante. Puede ser una etapa de tu vida, y puedes dejarla atrás con el método adecuado.

La obesidad no se debe a las hormonas. No se debe a la menopausia. No se debe a que tengas problemas de tiroides. Tampoco a la genética, aunque influya. No se debe al pan que comes, porque contiene gluten. No se debe a que has de cambiar el plátano por los arándanos. Debemos dejar de pensar que solucionaremos la obesidad cambiando un alimento por otro o restringiendo alguno. Tampoco empezando a cenar un yogur o haciendo la dieta antiinflamatoria. Todo esto es un burdo intento de, simplemente, comer menos. Pero ignoramos la otra parte: gastar más. Ahí está la clave. Y no, no estoy hablando de machacarte a hacer ejercicio sin sentido. Me refiero a aplicar los principios de la fisiología humana con coherencia y sensatez.

Nota: En el libro, cuando explique el origen de algunas de las enfermedades crónicas, debemos entender que el 99,9 % tienen un origen multifactorial. La obesidad solo es una de ellas. Que sea multifactorial significa que no podemos explicarlas mediante una única causa, ya que suelen ser muchas las que influyen. Por supuesto, la genética desempeña un papel importante en el desarrollo de todas ellas, pero no es tan determinante como la gente cree. Y menos en la obesidad y la diabetes tipo 2, donde lo que más peso tiene es el entorno y los hábitos de vida. Por eso, recuerda: los genes cargan la pistola, pero los hábitos y el estilo de vida aprietan el gatillo.

Este libro pretende explicarte justo eso: la fisiología, lo que sucede de verdad en tu cuerpo. Lo que te pasa no lo vas a aprender en las redes sociales, lo conocerás con una lectura profunda y concentrada. Los médicos no aprendemos mirando *reels* o consumiendo vídeos de TikTok de forma compulsiva. Y tú tampoco, aunque creas que sí. Aprendemos de lo que publica la ciencia y leyendo muchos muchos libros. Por lo tanto, mi objetivo es explicarte lo que dice la ciencia actual sobre el adelgazamiento. Y te aseguro que funciona. No porque yo lo diga, sino porque lo ha hecho con los más de mil pacientes que he tratado en mi programa, la Academia de Diabetes Online. Funciona aunque tengas la menopausia o hipotiroidismo, aunque te sepas la teoría y hayas seguido todas las dietas.

En la primera parte profundizaré en los cambios fisiológicos que se producen en la menopausia, y comprenderás qué le sucede al cuerpo cuando llega a la cincuentena. En la segunda exploraremos los mitos más comunes en torno al adelgazamiento que se dan a esta edad, como estos y muchos otros:

- «Es imposible adelgazar a partir de los cincuenta».
- «El hipotiroidismo me hace engordar».
- «No bajo de peso porque retengo líquidos».
- «Engordo porque tengo problemas de cortisol».

Finalmente, en la tercera parte, veremos lo más importante: cómo remediar este problema de forma sensata, sin dietas raras, sin comer poco, sin prohibirte alimentos y sin hacer cabriolas locas con el ejercicio. Será muy asequible, ya lo verás. Si confías en mí, prometo no defraudarte.

PRIMERA PARTE

Fisiología

1

¿Qué está pasando en tu cuerpo? Cambios fisiológicos y hormonales

Hablemos de la menopausia

La menopausia es un periodo que se da en la vida de toda mujer alrededor de los cincuenta años, cuando la actividad ovárica finaliza y se pierde la fertilidad. Para que exista, se considera que tienen que haber pasado al menos doce meses desde la última regla. En ese momento ya podemos decir que está establecida y que se ha perdido la fertilidad. Es habitual confundirla con el climaterio y la perimenopausia, otros periodos unidos a esta. Veámoslos:

- **Perimenopausia.** Periodo que comprende los años previos a la menopausia, cuando comienza el agotamiento de los folículos ováricos. Se puede determinar con una analítica: aumentan las hormonas foliculoestimulantes (FSH, por sus siglas en inglés) y luteinizante (LH), y se reducen el estradiol y la progesterona, aunque a veces sus valores pueden seguir normales... Por eso el diagnóstico de la menopausia es clínico, no analítico: doce meses sin regla y habrás llegado. Menopausia solo significa «última regla de la vida».
- **Climaterio.** Periodo que se inicia cuando comienzan los cambios en la perimenopausia y finaliza con la posmenopausia, es decir, el momento en que ya se han estable-

> cido todos los cambios fisiológicos más allá de la pérdida de la menstruación. Por así decirlo, el climaterio comprendería la perimenopausia, la menopausia y la posmenopausia, y puede durar hasta diez años.

Aunque menopausia signifique «última regla de la vida», no solo equivale a perder la menstruación. En muchos casos se dan otros efectos fisiológicos que desencadenan síntomas muy molestos para muchas mujeres: sofocos, irritabilidad, insomnio, pérdida de concentración, sensación de neblina mental, malestar general, ansiedad, depresión, redistribución de la grasa corporal y empeoramiento global de las analíticas. Entonces, si la menopausia produce todos estos efectos negativos, ¿por qué se da, si no es para hacernos la puñeta? Varios autores han tratado de enfrentarse a esta pregunta y se han planteado diversas hipótesis, aunque la más aceptada tiene que ver con la madre de tu madre.

La hipótesis de la abuela

La modernidad es un asunto moderno. En muchas especies animales, la edad de la muerte de la hembra está muy próxima al momento en que deja de ser fértil. Sin embargo, en el ser humano no ocurre así. Antes no disponíamos de los lujos y las comodidades actuales, sino que debíamos estar en constante movimiento para sobrevivir. Para ello, los hijos de los cazadores-recolectores tenían que permanecer a salvo en algún lugar. ¿Quién se quedaba en el poblado, cuidando de la tribu y defendiéndola de los posibles peligros? Los abuelos. Los seres humanos vivimos muchos años después de la menopausia. La utilidad de los abuelos para proveer conocimiento útil y protección a la descendencia era algo muy valorado por la evolución, y permitió que la vida continuase después de la edad fértil. Ese apoyo indirecto a la descendencia aumenta el éxito reproductivo de las hijas y contribuye a la propagación de los genes de la mujer menopáusica, concepto conocido como «selección de abuelas». Esta es la hipótesis más aceptada a día de hoy.

Cambios hormonales en la menopausia: estrógenos, progesterona y andrógenos

Antes de que la mujer llegue a la menopausia, durante la perimenopausia comienzan a producirse en su cuerpo cambios físicos y hormonales. En esta etapa empieza a experimentar alteraciones derivadas de la disminución de la progesterona y, más adelante, de los estrógenos, las hormonas típicamente femeninas. Estas, al contrario de lo que muchos piensan, no solo tienen la función de desarrollar los caracteres sexuales femeninos, sino también muchas otras: favorecer el tono muscular, mejorar la elasticidad de los vasos sanguíneos o regular la producción de colesterol.

A nivel analítico, podemos ver si la mujer está entrando en la perimenopausia observando los valores de tres hormonas: LH, FSH y estradiol. Para entenderlo, debemos comprender cómo funciona el eje hipotálamo-hipofisario-gonadal (HGG). En primer lugar, debemos saber que en la base del cerebro tenemos una región neuronal llamada «hipotálamo». A pesar de su pequeño tamaño, controla muchas de las funciones del cuerpo, como la regulación de la temperatura, la cantidad que orinamos e incluso las horas que dormimos. También interviene en el sistema reproductivo mediante una hormona, la GnRH, que viaja desde el hipotálamo a la hipófisis, un saliente de la base del cerebro que, a su vez, se encarga de regular muchos sistemas. La hipófisis libera hormonas superimportantes como la prolactina, la hormona del crecimiento (GH), la adrenocorticotrópica (ACTH, relacionada con el eje del cortisol, como veremos), la estimulante de la tiroides (TSH, por sus siglas en inglés, que también estudiaremos) y, al final, la FSH y la LH.

Estas dos hormonas que produce la hipófisis están relacionadas con la actividad reproductiva. En concreto, cada una de ellas hace efecto en un lugar del ovario para producir tanto la ovulación como una posible gestación. La FSH favorece la maduración del folículo ovárico (que contiene el ovocito). Gracias a ella, el folículo ovárico va aumentando de tamaño y el ovocito madura hasta que se libera con vistas a ser fecundado. A medida que se desarrolla, el folículo produce una hormona básica para la maduración del endometrio: el estradiol, el estrógeno más importante. Por otro lado está la LH, que se dirige a otro punto del ovario: el cuerpo lúteo. Este último se produce cuando el ovocito ya ha sido liberado por parte del folículo, en torno a la segunda semana del ciclo. Por lo tanto, podemos distinguir dos fases:

- **Fase folicular.** Entre el día uno y el quince del ciclo. La FSH favorece la maduración del folículo ovárico, la producción del estradiol, la preparación del endometrio y, finalmente, la liberación del ovocito.
- **Fase lútea.** Entre el día quince y el veintiocho. Se mantiene todo lo anterior y se añade que la LH empieza a liberarse con más intensidad en forma de picos. Gracias a ellos, el cuerpo lúteo que se produce tras la liberación del ovocito comienza a producir progesterona, fundamental, entre otras cosas, para mantener el endometrio producido, y ayuda a que la gestación, en caso de darse, avance. Si no hay embarazo, el cuerpo lúteo se degenera y, con ello, deja de producir progesterona. En consecuencia, el endometrio no podrá mantener su posición y la mujer tendrá la menstruación hacia el día veintiocho.

Una vez hemos entendido cómo y dónde se producen estas hormonas, podemos comprender qué sucede cuando llegan la menopausia o la perimenopausia. En ese caso, la LH y la FSH comienzan a aumentar y disminuye el estradiol. Esto es así porque, cuando la glándula (ovarios) empieza a flaquear, tienden a aumentar las hormonas hipofisarias para que espabile. Pero es como si un jefe le gritase a su empleado que trabaje más porque se ha vuelto vago. Al final, da igual lo que grite: la glándula ha perdido su función.

En este punto, a medida que se reducen las concentraciones de estradiol en la sangre de la mujer, comienzan a aparecer los típicos síntomas de la menopausia, que pueden ser distintos según la persona, pero los más comunes son los que veremos a continuación.

Síntomas vasomotores

Son los famosos sofocos o calores que se producen sobre todo en la región facial y del escote, cuya causa es una desregulación de la temperatura corporal a nivel del hipotálamo (¿lo recuerdas?). Con la llegada de la menopausia y la pérdida de los estrógenos, el hipotálamo se vuelve un poco más quisquilloso con la regulación de la temperatura.

Para entenderlo mejor, imagina que vas caminando por Sevilla un 14 de agosto a las tres y media de la tarde (ya sabes, más calor que en una obra sin sombra). Habrá quienes paseen como si nada y otros parecerá que acaben de salir de la ducha, pues los primeros tolerarán mejor las altas temperaturas que los segundos.

Cuando los estrógenos se reducen, el hipotálamo se vuelve más vago a la hora de regular la temperatura corporal. Eso hace que lo que antes regulaba sin problemas ahora le cueste un universo. Por eso, los ligeros aumentos de temperatura normales, incluso fisiológicos, los interpreta como si la ciudad estuviera a cincuenta grados. ¿Cuál es la respuesta? Encender los aspersores. De ahí los sofocos y las sudoraciones nocturnas. De hecho, muchas mujeres refieren que tienen que cambiar las sábanas a diario por este motivo.

Irritabilidad y cambios de humor

Los estrógenos tienen una importante función sobre el cerebro. Cuando se reducen, favorecen una pérdida de la atención y el foco en las tareas cognitivas complejas. Esta disminución generalizada del rendimiento puede crear en la mujer una sensación de insuficiencia y un aumento del estrés por no verse capaz de hacer lo que hacía antes, lo que provoca que tenga que esforzarse más para realizar tareas que antes le resultaban sencillas. Y eso genera frustración.

También los estrógenos impactan sobre el estado de ánimo. Una mujer con menos estrógenos tiende a ser más agresiva y reactiva ante los estímulos externos. En cambio, si están en rango, suele enfrentarse al estrés y manejarlo con soltura. En los casos extremos, se han descrito cuadros depresivos asociados a la menopausia.

Insomnio

El aumento del estrés y la ansiedad, unido a los síntomas vasomotores, puede llevar a una pérdida de la calidad y cantidad de sueño debido a que los estrógenos también impactan sobre esta función vital reparadora: el descanso nocturno.

Pérdida de la calidad y frecuencia de la relaciones sexuales

La reducción de los niveles de estrógeno produce la pérdida de lubricación vaginal y de turgencia de los tejidos, lo que limita la calidad del sexo y puede desarrollar problemas como la dispareunia (dolor durante el coito) e infecciones de orina o genitales por sequedad. También pueden aparecer complicaciones en el suelo pélvico por su mayor debilidad, ya que los estrógenos favorecen el mantenimiento del tono de algunos músculos encargados de conservar la vejiga y el útero en su posición, y esto puede degenerar en prolapsos de vejiga o incluso de útero. De ahí la importancia de trabajar el suelo pélvico con hábitos regulares de ejercicio.

Además de la pérdida de estrógenos, tampoco podemos olvidarnos de otras hormonas importantes que decaen durante la menopausia: la progesterona y los andrógenos. Sí, las mujeres también poseen hormonas masculinas, pero en menor concentración que los hombres, y estas juegan su papel en la aparición de síntomas de la menopausia. Por ejemplo, el déficit de progesterona tras la menopausia explica algunos de los síntomas neurocognitivos que presenta la mujer en esta etapa, así como también los síntomas vasomotores y el insomnio. Otros autores afirman que tienen su función en el mantenimiento del endometrio y la sensibilidad mamaria. Por su parte, los andrógenos —testosterona, androstenodiona y la hormona esteroide conocida como «sulfato de dehidroepiandrosterona»— parecen estar más implicados en la libido, la función sexual, los niveles de energía y el mantenimiento de la masa muscular y ósea.

Existen otros síntomas que podríamos considerar efectos fisiológicos derivados de la menopausia y del déficit hormonal. Los estudiaremos desglosados, ya que hay muchos mitos y falsas creencias en torno a algunos de ellos. Sin embargo, los cuatro descritos —sofocos, irritabilidad, insomnio y deterioro de la vida sexual— suelen ser los más habituales.

En la actualidad, las guías clínicas advierten de la importancia de tratarlos a través de la terapia hormonal de la menopausia (THM).[1] Hay muchos miedos infundados en torno a ella, pero, si se aplica de forma correcta en el caso adecuado, los beneficios superan en mucho a los riesgos. Lo veremos en el apartado correspondiente y averiguaremos por qué, con la llegada del siglo XXI, creció de forma exagerada el terror hacia las terapias hormonales.

2

¿Por qué engordamos en la menopausia?

El miedo a engordar es quizá el más frecuente entre las mujeres que llegan a la menopausia. «Me ha cambiado el metabolismo», dicen muchas, y es cierto que la pérdida de estrógenos afecta a cómo se metaboliza la grasa. Pero ¿es verdad eso de que la menopausia engorda? Empecemos comprendiendo la fisiología de lo que sucede, y lo demás caerá por su propio peso. Lo primero que hay que entender es que, cuando los estrógenos bajan, se ralentiza el metabolismo basal. Es decir, al estar en reposo, gastamos menos calorías de lo habitual. Pero comencemos por la base.

«Metabolismo» es una palabra mal entendida. No es más ni menos que el conjunto de reacciones bioquímicas que se producen en el cuerpo. A nivel básico, tenemos dos tipos de metabolismo:

- **Anabolismo.** Conjunto de reacciones químicas que construyen estructuras de valor, como la masa muscular, el cerebro en desarrollo de un bebé o las células de la piel que se regeneran tras una quemadura solar. Para ello, el cuerpo necesita algo que lo favorezca: energía. Pero no es gratis, hay que obtenerla de algún lugar: la grasa de los adipocitos y la glucosa que se almacena como glucógeno. Si quieres profundizar en el funcionamiento del metabolismo de la glucosa y la grasa, en mi libro *Maldito azúcar* lo encontrarás explicado con todo lujo de detalles.

- **Catabolismo.** Reacciones químicas destinadas a destruir estructuras que ya no utilizamos, que han dejado de ser válidas o que no necesitamos usar durante un periodo de tiempo: eliminamos proteínas neuronales que, si se acumulan en exceso, pueden dañar el cerebro; hacemos ayuno y usamos la grasa para obtener energía; o salimos a correr y utilizamos la glucosa del glucógeno. Estas reacciones tienen una particularidad: liberan energía. Por lo tanto, contamos con un metabolismo muy inteligente compuesto por reacciones que forman y liberan energía. Un espectáculo.

El problema de la obesidad no es que el metabolismo haya cambiado ni que tengamos genes resistentes a perder peso, sino que hemos construido un estilo de vida en el que las reacciones anabólicas predominan sobre las catabólicas, es decir, ingerimos mucha energía y gastamos muy poca. Durante la menopausia, este efecto se acentúa porque, si ya gastábamos poca, ahora menos aún. Por lo tanto, podríamos definir la menopausia como un amplificador, un altavoz que grita a pleno pulmón lo que ya presentabas: un metabolismo alterado y viciado hacia la acumulación de grasa.

Intentaré explicártelo de otro modo: en el metabolismo del gasto energético (catabolismo, recuerda), hay diferentes tipos:

- **Gasto energético basal.** Siempre está activo, se da por el hecho de vivir, son las calorías que consumimos para mantenernos vivos. Si estás todo el día tumbado a la bartola viendo la tele, necesitarás comer porque seguirás gastando energía; poca, pero gastarás. Y este es el gasto energético que decae con la menopausia. Sin embargo, la batalla no está perdida. Hay muchas otras vías para seguir gastando energía.
- **Gasto energético derivado de la termogénesis inducida por los alimentos.** Existen alimentos, sobre todo los ri-

cos en proteínas, que, al consumirlos, nos hacen gastar energía en la digestión (¿no es maravilloso?). Esto hace que haya unos patrones dietéticos que favorezcan el adelgazamiento y otros que no. En la tercera parte del libro hablaremos de la alimentación que favorece que se active este tipo de metabolismo.

- **Gasto energético derivado del ejercicio.** Es la energía que gastamos al hacer ejercicio físico. Pese a lo que muchos creen, no es mucha. Para que te hagas una idea, media hora de alta intensidad haciendo pesas podría quemar entre 150 y 300 kcal, no más. Puede que no parezca mucho, pero es que hacer ejercicio no es la mejor estrategia para quemar, aunque aporte. De hecho, es un error hacerlo con la única finalidad de perder peso por dos motivos: porque no es lo que más influye y porque la finalidad es mejorar la masa muscular y la capacidad cardiorrespiratoria, dos elementos más importantes que adelgazar.
- **Gasto energético derivado del NEAT** (*non-exercise activity thermogenesis*). Aquí está la clave, en el gasto que deriva de la actividad física. Como explico en *Maldito azúcar*, la actividad física y el ejercicio no son lo mismo. La actividad física es todo movimiento no planificado que hacemos a lo largo del día: pasear, subir escaleras, sacar al perro, llevar a los niños al cole, levantarnos cada X minutos de la silla... El ejercicio es muy distinto: son movimientos que requieren intensidad, planificación y repeticiones, y su finalidad es mejorar la fuerza o el cardio. Como comprenderás, una cosa es más sostenible en el tiempo que la otra. Podrías pasarte más horas paseando que haciendo *burpees*, eso está claro. Por eso la actividad física diaria es el factor que más peso tiene sobre el gasto calórico, aquel sobre el que más podemos influir. Sin embargo, nos centramos en lo contrario: restringir la ingesta de alimentos. Siempre caemos en la misma trampa...

Supongo que ya te habrás dado cuenta de que eso que dice mucha gente de «Engordo porque me ha cambiado el metabolismo» es incorrecto: engorda porque consume más calorías de las que el cuerpo gasta. Por supuesto, si tu metabolismo basal —o gasto energético basal— decae o se ralentiza, quizá ganes algo de grasa, pero una cosa es eso y otra muy distinta decir que la menopausia es la causante de la obesidad. Radicalmente no. La causa de la obesidad es que tenemos un estilo de vida orientado al sedentarismo y con una oferta insultante de comida ultraprocesada a nuestra disposición. Este esquema extraído de la Asociación Española del Estudio de la Menopausia (AEEM) aporta bastante claridad al asunto:[1]

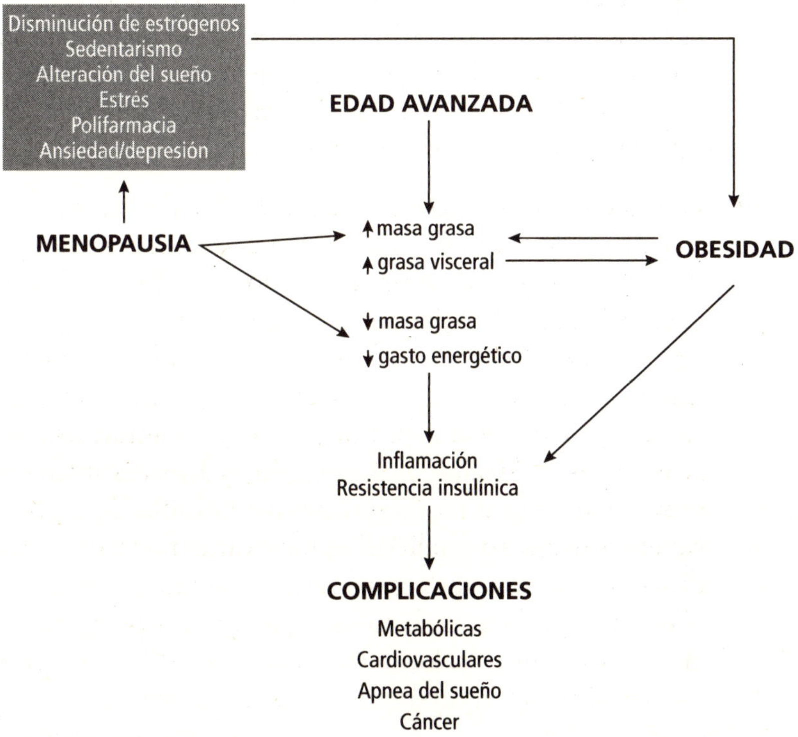

Figura 1. Relación entre la menopausia, el gasto energético y la obesidad. Fuente: AEEM, *(Menoguías): Documento de consenso Asociación Española de Estudio de la Menopausia y la Sociedad Española de Endocrinología y Nutrición: Menopausia y Obesidad*, abril de 2022.

En vez de cambiar este estilo de vida a todas luces patológico, pretendemos parchearlo con una dieta rápida para luego volver al punto en el que estábamos. Hacer dieta no es más que dejar de comer. Punto. Llámalo como quieras, porque hay muchas formas de decirlo:

- **Dieta de los batidos:** dejas de comer y te alimentas con batidos. No adelgazas porque sean brebajes mágicos, sino porque comes menos que antes.
- **Dieta cetogénica:** no adelgazas por la ceto, sino porque dejas de consumir alimentos con carbohidratos y pasas a comer pollo con lechuga y merluza con judías. Es decir, comes menos.
- **Dieta de la piña:** no adelgazas por las fabulosas propiedades de la piña, sino porque dejas de comer otras cosas. De nuevo, comes poco.

Y seguiría hasta el infinito. Podría incluso inventarse la dieta del chocolate, en la que te pasases una semana comiendo solo media tableta al día. Ya te lo digo: adelgazarías. O la dieta del Burger King: solo una hamburguesa al día. También perderías peso. Lo que quiero que entiendas es que puedes ponerle el nombre que te dé la gana. Al final, lo que adelgaza es el déficit calórico: comer menos de lo que gastas. Si comes por debajo de tu metabolismo basal, es obvio que adelgazarás. Ahora bien, jamás será un hábito sostenible en el tiempo. Cuando a tu cuerpo le retiras la energía de forma brusca, se resiente. Después de seguir la típica dieta de mil calorías, tu cuerpo te reclamará comida. Te hará la puñeta. Retirar comida de golpe es como dejar de respirar: aguantarás un tiempo, pero luego la dejarás. Al menos si quieres seguir viviendo…

Por eso cada intento de dieta es un atentado contra el metabolismo basal, que poco a poco se vuelve más lento porque vamos perdiendo masa muscular. Si una persona tiene masa muscular, aunque no sea mucha, gastará más energía en reposo que la que no la tenga. Imagínate esa masa muscular como una especie de horno que te ayuda a tener un mayor gasto energético en reposo y que te permite hacer algo aún más importante: moverte. En el movimiento diario está la píldora milagro para perder peso. La clave es hacerlo bien, conservando el músculo por el camino.

Imagina que te has pasado toda la vida siguiendo dietas, perdiendo músculo cada año, ganando grasa en cada efecto rebote y sin entrenar jamás... ¿Qué pasará? Pues que te plantarás en la menopausia con un metabolismo muy deteriorado y poca masa muscular. Añádele que pierdes parcial o totalmente tus estrógenos, lo único que te queda y te medio protege. ¿Qué sucederá? Pues que será normal que te dispares de peso. Pero, de nuevo, la causa no está en las hormonas, sino en todo lo que hay detrás de ellas, en esos hábitos perjudiciales que llevas manteniendo toda la vida.

La menopausia es el acelerador, no el causante. A una mujer sana que se ha cuidado, ha hecho ejercicio y no presenta obesidad o sobrepeso, es poco probable que le suponga un grave problema de ganancia de peso. ¿Podría ganar algo? Sí, podría, pero sería raro que padeciera obesidad con complicaciones metabólicas como la diabetes. Esto es lo que veremos a continuación.

3

¿Y qué pasa con la resistencia a la insulina y el riesgo de diabetes tipo 2?

Además de la obesidad, la diabetes tipo 2 es la otra patología que suelen padecer las personas a las que ayudo. Por extraño que parezca, este tipo de diabetes tiene su mayor pico de incidencia en la edad de la menopausia, sobre los cincuenta o cincuenta y cinco años, aunque puede darse antes. Suele estar asociada a la obesidad, pues, como siempre digo, son las dos caras de la misma moneda. Muchas personas con obesidad me aseguran «No, yo no soy diabético», pero es muy probable que, si siguen con obesidad, tarde o temprano terminen siéndolo.

Otros me dicen «No, a mí no me importa el peso, solo quiero tener controlado el azúcar» y no se dan cuenta de que el problema de azúcar (diabetes) está muy relacionado con sus niveles de grasa corporal. Como explico en *Maldito azúcar*, la diabetes tipo 2 es una enfermedad que se produce por los altos niveles de grasa corporal, en concreto visceral, no porque comamos carbohidratos, por genética ni por tener un mal metabolismo. El origen es el mismo que en la obesidad: los malos hábitos crónicos sostenidos en el tiempo nos hacen ganar grasa y perder músculo.

Más adelante hablaremos del músculo y de la sarcopenia como otro efecto derivado de la menopausia y la pérdida de estrógenos, pero ahora centrémonos en el papel de los estrógenos sobre la diabetes tipo 2 y la resistencia a la insulina. ¿Qué está pasando aquí? Lo primero que debemos saber es que los estrógenos mejoran la sensibilidad a la insulina. Que seas sensible a ella quiere decir que necesitas la justa y necesaria para meter la glucosa en las células, allí donde debe almacenarse. Al contrario, si eres resistente, necesitarás mucha para almacenar la glucosa en el mismo lugar.

¿Qué causa la resistencia a la insulina? Correcto: el exceso de grasa corporal. Es como si tuvieras un vaso en el que quisieras echar cucharadas de azúcar, pero estuviese llenísimo de aceite. ¿Qué sucedería? Pues que te costaría más llenarlo que si estuviera vacío. Eso es lo que pasa en tus órganos cuando están infiltrados con un exceso de grasa: no les queda sitio para guardar la glucosa. Los dos órganos que suelen almacenarla son el músculo en primer lugar y el hígado en segunda posición. Cuando hay diabetes tipo 2, en muchos casos el músculo está infiltrado por grasa (mioesteatosis) o hay un exceso en el hígado. Ambos puntos, o al menos uno de ellos, se verán afectados con una altísima probabilidad.

Si estos órganos no pueden almacenar la glucosa, esta se queda dando vueltas por la sangre y, tarde o temprano, aparece la diabetes tipo 2, con una subida de glucosa tan lenta y paulatina que sucede sin que te des cuenta, de forma sibilina, como las serpientes venenosas. Parece que no pasa nada, hasta que un día te pican con sus afilados dientes. La gente piensa que, cuando le sube la glucosa y tiene que tomar medicación, empiezan los problemas, pero no es así. Comenzaron mucho mucho antes.

Hay quienes creen que el metabolismo es como un mando a distancia que funciona con un botón de *on* y otro de *off*, pero eso no es cierto (ojalá). En realidad, opera como un termostato que va ajustando su temperatura y la liberación de hormonas en más o menos grados, según convenga en cada situación. Por eso, cuando llevamos décadas sobrecargando el cuerpo con grasa, la resistencia a la insulina comienza de forma leve. El páncreas empieza a producirla y con eso soluciona el problema. Y es verdad, a corto plazo lo arregla. Pero ¿qué pasa después? Como el problema de base —el exceso de grasa— no está solucionado, volverá a demandar la misma respuesta: más producción de insulina. Y el páncreas sigue así hasta el infinito y más allá.

Por desgracia, no podemos mantener de forma indefinida la

producción de insulina. Llega un punto en que el páncreas se agota y te dice que, a partir de ahora, la insulina la va a producir tu tatarabuela, es decir, nadie. En ese momento empieza a subir la glucosa y se diagnostica la diabetes. Pero lo que mucha gente suele obviar es todo lo que sucede antes, es decir, que durante décadas has tenido al páncreas como una vaca lechera. Hoy sabemos que la resistencia a la insulina no le sale gratis al organismo, por mucho que al principio los niveles de glucosa sean normales. Llegar a tener diabetes tipo 2 es fruto de una resistencia a la insulina crónica sostenida en el tiempo. Imaginémonos el proceso como un tren que viaja de un punto inicial a una estación, la diabetes tipo 2, el final del trayecto. Durante el recorrido, el tren va haciendo varias paradas. Cuantas más haga, más avanzada estará la resistencia a la insulina. Y en cada una de ellas irá liberando pasajeros que causan estragos en las ciudades.

En la actualidad sabemos que la resistencia a la insulina está detrás de otras muchas enfermedades crónicas, como el cáncer, la enfermedad cardiovascular, las enfermedades inflamatorias... Por eso muchas personas con diabetes tipo 2 padecen otras patologías asociadas que también tienen un componente inflamatorio detrás. Y no, no se solucionará con la dieta antiinflamatoria, como veremos en el capítulo 8.

Si eres una mujer que estás llegando o ya te encuentras en la menopausia, has ido siguiendo varias dietas a lo largo de tu vida y en cada ciclo de rebote has ido ganando grasa, tienes el caldo de cultivo perfecto para terminar desarrollando diabetes tipo 2. Cuando pierdas la protección que te confieren los estrógenos, el proceso puede dispararse aún más. ¿Por qué? Los estrógenos, cuando funcionan bien, favorecen la acumulación de grasa bajo la piel, no tanto en las vísceras. Cuando almacenas la grasa en las cartucheras (tejido adiposo subcutáneo) todo va genial: la grasa subcutánea es su almacén fisiológico, un tejido metabólicamente activo que produce adipoquinas y otras sustancias encargadas incluso de mejorar la sensibilidad a la insulina, en especial la de la zona glúteo-femoral (tan mala que era la grasa, fíjate). En cuanto llega la menopausia, se produce una mayor migración de la grasa de la zona glúteo-femoral a la zona abdominal y visceral.

Por lo tanto, si partes de una base en la que tienes bastante grasa a nivel abdominal y visceral por una saturación del tejido adiposo subcutáneo, ¿qué sucederá cuando llegue la menopausia? Pues que, con la pérdida de estrógenos, este proceso de migración de grasa a las vísceras y al abdomen se multiplicará,[1] y tendrás más probabilidades de desarrollar la diabetes tipo 2, aunque puede aparecer mucho antes. Por tanto, la menopausia no es una causante de diabetes tipo 2; como mucho, es un acelerador o amplificador, al igual que respecto a la obesidad, tal y como hemos visto.

Otro argumento que apoya el papel de los estrógenos como protectores contra la diabetes tipo 2 lo extraemos de las mujeres que tienen una menopausia prematura, antes de los cuarenta años, a causa de una extirpación de los ovarios o por un fallo ovárico precoz. No hay que confundirla con la menopausia temprana, que se da entre los cuarenta y los cuarenta y cinco años. En esos casos, la recomendación es iniciar el tratamiento hormonal sustitutivo, ya que no es normal que el cuerpo deje de producir estrógeno de forma tan prematura. Sabemos que estas mujeres con un menor tiempo de exposición a los estrógenos tienen una incidencia mayor de diabetes tipo 2 cuando cumplen los cincuenta años con respecto a las que han estado expuestas más tiempo,[2] quizá porque esta migración de la grasa subcutánea a la visceral comienza antes.

Además, esta redistribución del patrón graso provoca otra serie de problemas en la esfera cardiovascular. Las analíticas comienzan a alterarse, y no solo por la elevación de la glucosa, sino también del colesterol y los triglicéridos. Esto, en parte, explica el aumento de la incidencia de la enfermedad cardiovascular en las mujeres a partir de esta edad. Podríamos decir que los estrógenos son altamente protectores ante eventos cardiovasculares como infarto cardiaco, ictus y enfermedad arterial periférica; sin embargo, con la menopausia este efecto beneficioso se pierde, y es lo que vamos a tratar a continuación.

4

Y el corazón, ¿qué?

Antes de los cincuenta años, es bastante poco probable que una mujer sufra un evento cardiovascular si se compara con las posibilidades que tiene un hombre. Es más, el hecho de ser varón se considera un factor de riesgo cardiovascular no modificable. Esto se debe a que los hombres no poseen concentraciones tan elevadas de estrógeno como las mujeres. Merece la pena repasar los efectos fisiológicos que tiene el estradiol y que en gran medida explican la disminución de la enfermedad cardiovascular en la edad fértil de la mujer.

Aumento de la eliminación de colesterol por la bilis

La contribución del sistema digestivo para defender a la mujer de la enfermedad cardiovascular es una de las puntas de lanza. Contar con la vía biliar es como tener un fregadero con el desagüe abierto. Si tienes obesidad antes de la menopausia, es posible que te estés beneficiando de ese desagüe, pese a que tengas un potente chorro de colesterol saliendo por el grifo. Sin embargo, cuando llega la menopausia, este desagüe se cierra con un tapón y, si no ponemos un límite al grifo, tarde o temprano el agua se desbordará. La vesícula biliar es el almacén de la bilis que produce el hígado, que la usamos para digerir las grasas en el tubo digestivo antes de absorberlas. Pues uno de los componentes más importantes de la bilis es el colesterol procedente del hígado.

Los estrógenos ayudan a que el hígado espabile para captar colesterol de la sangre y favorecen que forme bilis. ¿No es fantástico? Hacen que ese colesterol no se enclave en las arterias. Mejor dentro que fuera. A menos colesterol circulando por la sangre, menor riesgo de enfermedad cardiovascular. Es un principio bastante bien establecido y consistente en muchos ensayos clínicos. Eso no quiere decir que la gente que tiene el colesterol bajo no pueda infartarse. La enfermedad cardiovascular, como la obesidad o la diabetes tipo 2, también es multifactorial. Puedes llevar una alimentación sanísima y tener el colesterol perfecto en las analíticas tomando estatinas que, si fumas, tienes más de cincuenta años y eres sedentario, tienes altas probabilidades de sufrir un infarto.

La multicausalidad es algo mal entendido por el ser humano. Muchos dicen que no entienden que les salga alto el colesterol, si no comen grasas ni fritos, porque piensan que lo único que influye sobre sus niveles de colesterol es lo que comen. Pasa lo mismo con la glucosa: «Si yo no como azúcar»... Lo que no entienden es que el colesterol o la glucosa en sangre no dependen solo de lo que comen, sino de lo que producen. Si recuerdas, cuando existe una situación de sobrecarga de grasa en el cuerpo como grasa visceral, el hígado será uno de los órganos que se verá más afectado.

Esa grasa tóxica e inflamatoria no le gusta nada al hígado, de modo que tratará de defenderse de ella. Antes de la menopausia, podríamos decir que el hígado adopta una estrategia defecadora. Y no, no es que haga visitas al señor Roca. Esas visitas las harás tú y eliminarás el colesterol por la caca. Cuando la bilis se deriva al tubo digestivo para digerir las grasas, una parte de ella volverá al hígado para seguir funcionando y tener reservas. Esto se conoce como «ciclo enterohepático de la bilis». Pero otra parte, la que no necesitamos se eliminará.

De hecho, esta vía de eliminación del colesterol está tan activa en personas con obesidad que no es raro que la vesícula se inflame. Abusan tanto del desagüe que al final se atora. De tanto usarlo, la vía biliar se inflama y se forman cálculos o piedras en la vesícula, caldo de cultivo para las infecciones. Son las conocidas como «colecistitis», que al final provocan la extirpación de la vesícula por vía quirúrgica (colecistectomía). Por eso en la obesidad es tan frecuente que se den estos problemas biliares debido al exceso de eliminación de colesterol al intestino.

Cuando llega la menopausia y perdemos estrógenos, la vía biliar deja de ser suficiente. El hígado ha de seguir sacando la grasa, que tiene en exceso si hay obesidad. Pues ahora, en lugar de desecharlo por el intestino, la vomita, pero no como tú piensas. Lo hace de otra forma: la manda a escopetazos de vuelta a la sangre. Por eso, al establecerse la menopausia, ese colesterol que estaba normalizado en sangre comienza a subir,

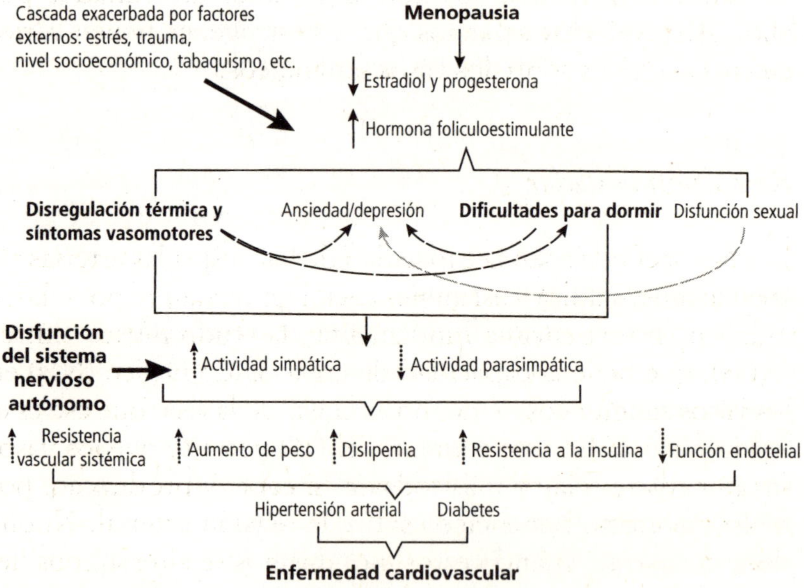

Figura 2. Esquema resumen de cómo la menopausia puede estar relacionada con un aumento de la enfermedad cardiovascular. Fuente: E. Lee *et al.*, «Vasomotor symptoms of menopause, autonomic dysfunction, and cardiovascular disease», en *American Journal of Physiology. Heart and Circulatory Physiology*, 1 de diciembre de 2022, 323(6): H1270-H1280.

y sabemos que eso aumenta las enfermedades del corazón.[1] Probablemente, en una mujer sana, sin obesidad y sin otros factores de riesgo, se producirá una elevación mínima de colesterol que nunca necesitará tratamiento. Sin embargo, en una mujer con obesidad e hígado graso establecido con anterioridad, el problema se agravará.

CÓMO INFLUYEN LOS ESTRÓGENOS EN EL CORAZÓN Y LOS VASOS SANGUÍNEOS

Los estrógenos son hormonas que tienen una función sobre muchísimos órganos; uno de los más importantes es el árbol vascular. Las arterias se benefician de unos niveles de estrógeno saludables, incluso los hombres somos afortunados por ello. ¡Aleluya! Hoy sabemos que los estrógenos tienen varios efectos positivos sobre los vasos sanguíneos.

Relajación vascular

Los estrógenos tienen la capacidad de hacer que las arterias relajen la musculatura y así aumente el flujo de sangre por ellas, e influyen en una enzima fundamental, la óxido nítrico sintasa (NOS), que tiene la capacidad de crear óxido nítrico (NO) en los vasos sanguíneos. Y no, no es el gas de la risa, que ese es el óxido nitroso. En este contexto, el NO permite que los vasos sanguíneos se relajen más todavía, si cabe, y produzcan, por tanto, un efecto beneficioso sobre la tensión arterial. Ni que decir tiene que, cuando estos mecanismos se alteran, nos llevan a la situación opuesta: hipertensión arterial, una seria amenaza para el corazón.

Muchas personas tienen la falsa creencia sobre la hipertensión que es tener unos numeritos alterados en el tensiómetro. Sí, es estupendo que las cifras del aparato salgan bien, pero eso no es lo importante. Lo relevante es lo que hay debajo. Tener la tensión alta indica que algo no marcha bien en las paredes de los vasos sanguíneos, es decir, que están enfermando. Los dígitos de la tensión arterial son un reflejo de una patología subyacente. Pero ¿qué pasa?

Lo que está sucediendo es que los vasos sanguíneos están aumentando su rigidez. En lugar de ser una manguera de agua, se están convirtiendo en una cañería de plomo oxidada. Esto tiene graves consecuencias, sobre todo a nivel del músculo cardiaco. Cuando hacemos pesas, los músculos crecen y se desarrollan; en definitiva, nos ponemos cachas. Pues a tu corazón le pasa lo mismo cuando tienes hipertensión sostenida en el tiempo. No es bueno que se ponga como Arnold Schwarzenegger, porque, cuanta más masa cardiaca tenga, más aporte sanguíneo necesitará. Y las arterias coronarias dan para lo que dan. Si aumentamos la cantidad de músculo del corazón, puede llegar el punto en que tengamos problemas para nutrirlo bien. Y si el corazón no se alimenta correctamente, deja de latir bien.

Un corazón agotado

Si el corazón no late bien, o no lo hace como debe, podemos experimentar síntomas como dolor en el pecho o ahogo. Un músculo cardiaco que trabaja de más se cansa antes y no bombea tanta sangre como debería. Es típico que un corazón hipertenso termine desarrollando insuficiencia cardiaca, una de las causas cardiovasculares más frecuentes de mortalidad y una de las patologías que más afecta a las personas mayores. El diagnóstico es sencillo: hinchazón en las piernas con edemas (las típicas piernas de abuela) y el síntoma más importante: sensación de ahogo al realizar esfuerzos, la disnea.

Pero esto no es lo único que le sucede (por si fuera poco) a un corazón maltratado por la hipertensión. Es solo el principio. Un corazón que se hace grande no solo aumenta de tamaño por fuera, también por dentro. ¿Y qué pasa si crece hacia dentro?

Correcto, que a la sangre le queda menos espacio. Y menos espacio para la sangre, menos volumen de eyección, lo que empeora la insuficiencia cardiaca. Esta es la fórmula diabólica de la enfermedad cardiaca por excelencia:

Músculo cansado de latir + Poca sangre para bombear = Insuficiencia cardiaca congestiva

El adjetivo «congestiva» tiene su significado, y es que ¿dónde piensas que va la sangre que no puede latir hacia delante? Correcto, hacia atrás. Y detrás están los pulmones, que se encharcan y se congestionan. Cuando hay sangre en exceso en los pulmones, se impide el correcto intercambio gaseoso, y por eso la persona comienza a asfixiarse al realizar esfuerzos. Primero le sucederá con los grandes (subir cuestas, andar kilómetros, etc.) y finalmente le pasará en reposo. Es típico que tenga incluso que dormir con una doble o triple almohada porque, al tumbarse, se ahoga. Pero la sangre no se va solo hacia atrás, a los pulmones, sino también a las partes inferiores del cuerpo, y de ahí que al paciente se le inflen las piernas.

Eso es lo que sucede cuando el corazón no bombea la sangre hacia delante, pero es que el hecho de no bombearla hacia delante también tiene consecuencias: la desnutrición de los tejidos. El corazón es el encargado de empujar la sangre hacia los órganos; a través de ella, llevamos nutrientes a las células del cuerpo: glucosa, ácidos grasos y otros metabolitos importantes para su nutrición. ¿Qué les sucede a estos órganos cuando no les mandamos comida suficiente? Pues que se atrofian antes, mueren antes, se desgastan antes. De hecho, sabemos que la insuficiencia cardiaca avanzada es una causa mayor de desnutrición, y esta aumenta aún más la mortalidad.

Ya ves la de cosas del corazón que pueden salir de una simple hipertensión inofensiva, ¿verdad? Pero no termina ahí. La hipertensión también es un factor de riesgo de una arritmia cardiaca muy frecuente: la fibrilación auricular. La teoría más aceptada es que el sufrimiento que provoca la hipertensión al corazón hace que este desencadene una respuesta inflamatoria ante este daño crónico, y esta inflamación provoca cicatrices en algunas zonas del músculo cardiaco. Es como cuando te haces una herida que no termina de curar: por algunos lados está fibrosa y por otros sangra. Pues estas zonas de fibrosis parece que producen alteraciones en los sistemas de conducción del corazón, lo que genera circuitos aberrantes.

¡Que el ritmo no pare!

Cuando se organizan estos circuitos, empiezan a alterar los impulsos nerviosos normales del corazón, aquellos que se producen sin que te des cuenta. ¿O es que acaso tienes que obligar al corazón a latir ? No, lo hace él solito gracias a un sistema nervioso que posee y que se activa de forma automática. Pues este sistema dejaría de funcionar para dar paso a otro que ya no es tan guay, uno que hace que no tenga un latido regular, sino todo lo contrario: irregular. Y tú puedes pensar: «Pero bueno, sigue latiendo, ¿no? Eso es lo importante». Sí, que el corazón siga latiendo es vital. Si no hay latido cardiaco, no hay vida, correcto. Pero es que un latido irregular condiciona un mal latido en la parte superior del corazón: las aurículas.

Podemos dividir el corazón en dos partes: una superior, las aurículas (derecha e izquierda), y una inferior, los ventrículos (derecho e izquierdo). Nos vamos a fijar en la aurícula izquierda. Aquí, si la fibrilación auricular (la arritmia) se mantiene durante el tiempo suficiente, se puede generar un trombo considerable. Eso es porque, si el latido no es eficaz (es irregular), la sangre no se eyecta. Si no sale, se estanca. Si se estanca, se coagula. Y un trombo no es más que sangre coagulada que forma un cuajarón. En el momento menos pensado, ese trombo puede salir volando del corazón. Y adivina a dónde irá: al cerebro.

Ictus: consecuencia fatal

La fibrilación auricular no solo es la arritmia más frecuente, sino también una de las primeras causas de ictus isquémico. El trombo sale por el ventrículo izquierdo, y la primera carretera que se encuentra son las arterias que van a la cabeza. Pues por ahí que se mete y navega hasta llegar al final. Y al final están las arterias cerebrales, aquellas que nutren al cerebro. Por eso, cuando el trombo llega ahí, el cerebro pierde función. El paciente se queda sin la capacidad de hablar (afasia), emite sonidos de difícil comprensión (disartria), pierde la fuerza de forma brusca en las extremidades (paresia) o se le tuerce la boca hacia un lado (parálisis facial). Si alguna vez ves a una persona que presenta estos síntomas, llévala corriendo a urgencias sí o sí para que le hagan una tomografía computarizada (TC) al instante.

Esa TC es fundamental porque nos orienta hacia la causa de ese ictus, ya que puede ser isquémico (una arteria taponada por un trombo) o hemorrágico. ¿Y sabes quién puede estar detrás de una hemorragia en el cerebro? Correcto: la hipertensión. Cuando la sangre circula a mucha presión por determinadas zonas del cuerpo, se puede salir de los vasos, y en el cerebro es frecuente que suceda. ¿Entiendes por qué centrarnos en los números del tensiómetro es perdernos toda la película que hay detrás? Los estrógenos son clave durante la edad fértil a la hora de reducir las cifras de tensión arterial y, por lo tanto, evitarnos todos estos problemas.

Otras de las funciones de los estrógenos protectoras del árbol vascular no afectan directamente a la tensión arterial, pero mejoran la salud de los vasos sanguíneos. Una de ellas es la reducción de los eventos trombóticos, ya que minimizan la activación de las plaquetas y bajan la inflamación de los vasos sanguíneos. Al disminuir la activación plaquetaria, se reduce la formación de trombos (¿recuerdas el que hemos visto en la fibrilación auricular?), y eso impide que se produzca una enfermedad cardiovascular, cuya lesión base, la placa de colesterol, necesita de la creación de un trombo para que se dé. Además, la inflamación del vaso sanguíneo es un factor necesario para que todo el ciclo se perpetúe en el tiempo. Los estrógenos reducen los radicales libres y las sustancias prooxidantes dentro de los vasos, lo cual mejora su salud.

En definitiva, qué bien que tenemos estrógenos. Los vasos sanguíneos y el corazón lo agradecen con una reverencia. Sin embargo, no podemos confiar la salud cardiovascular exclusivamente a ellos. Si antes de la menopausia hemos llevado una vida de malos hábitos, sedentarismo, hemos acumulado más grasa de la cuenta, hemos enclavado más colesterol de lo normal en las arterias y lo acompañamos de sobrepeso y obesidad, cuando desaparezcan los estrógenos esta película solo tendrá un final posible: el que hemos visto. Por suerte, hay un remedio: la prevención. La estudiaremos en la tercera parte del libro, y tiene mucho que ver con el órgano que presentaré a continuación: el músculo.

5

Pérdida muscular, sarcopenia, osteoporosis y artrosis

En mi primer libro, *Maldito azúcar*, hablo largo y tendido de la importancia de la masa muscular en un metabolismo saludable. Si en la diabetes es fundamental para regular los niveles de glucosa, en la menopausia es básica por cuestiones no tan divulgadas: la masa mineral ósea. Los huesos son de los órganos más desconocidos del cuerpo. No pensamos en ellos salvo que nos hayamos roto uno o nos acabemos de torcer el tobillo. Pero la realidad metabólica es más compleja.

El peligro de las fracturas óseas

El hueso es un órgano metabólicamente activo, no solo un soporte para no derretirse como un flan. Los huesos liberan hormonas que actúan como señalizadores, regulan el metabolismo del calcio e intervienen en la salud general de forma considerable. Durante la edad fértil de la mujer, los estrógenos juegan un papel vital para su mantenimiento. Hoy sabemos que el pico de masa mineral ósea femenino se alcanza en torno a los veinte o veinticinco años.[1] En ese momento, todo lo que no hayamos ganado irá a menos con la edad.

Podríamos decir que la mujer, a partir de los treinta años, vive de sus reservas de hueso, ¡aunque se cuide muchísimo! Nunca tendrá más que el que alcance antes de esa edad. Por eso es superimportante ser activa y hacer ejercicio desde la infancia. Si lo haces, tendrás una gran ventaja acumulada para la vejez. Pero no te preocupes: si estás más tiesa que el palo de la escoba y no has practicado ejercicio en tu vida, aún hay salvación. Que en la menopausia no alcances tu mayor pico no quiere decir que no puedas mejorar y prevenir una fractura.

La posibilidad de fractura ósea es lo que más nos importa a los médicos cuando evaluamos una posible osteoporosis. Al llegar la menopausia, momento en que los estrógenos se acercan a cero, el riesgo de fractura aumenta porque el hueso pierde un estímulo de crecimiento y mantenimiento. Por eso, el hecho de que este riesgo aumente dependerá en gran medida de la reserva ósea con la que se llegue a esta etapa. Recordemos: la menopausia es un acelerador, y aquí vuelve a demostrarlo.

En los huesos existen unas células llamadas «osteoblastos» que se encargan de generar nuevo hueso. También hay otras llamadas «osteoclastos» que se ocupan de destruirlo. Quizá pensemos: «¿Y por qué iba a querer tener células que me destruyen el hueso?». Es una buena pregunta, pero tiene explicación. La respuesta está en que las células necesitan cierto espacio vital para desarrollarse. Es como cuando alguien invade tu espacio personal, que no mola mucho. Pues a las células tampoco les gusta. Como diría el humorista José Mota: «Tú dame hueco, dame hueco. Que, habiendo hueco, hay alegría». Pues los osteoclastos crean ese hueco.

Este permite que haya salud ósea, que las células se comuniquen entre ellas y haya una creación de hueso selectiva en las zonas que se requiera. Por ejemplo, el futbolista no creará hueso igual que el jugador de baloncesto. O el tenista no lo hará como el judoca. El cuerpo tiene una gran capacidad de adaptación, y los huesos juegan un papel muy importante en ello. Pero debe haber equilibrio para que todo esto funcione. El ying y el yang. Osteoblastos versus osteoclastos.

Los estrógenos son los que llevan la voz cantante aquí: regulan la alternancia entre ambos tipos celulares. Ahora se crea, ahora se destruye. Con la menopausia y la caída de los estrógenos, este proceso fisiológico se altera y empieza a predominar la actividad de los osteoclastos sobre los osteoblastos. El resultado es la preeminencia de la destrucción sobre la construcción. Si este proceso se eleva a la máxima potencia, aparecen las fracturas óseas. Y eso es lo que no nos mola.

Los lugares más frecuentes en los que se producen son las vértebras lumbares y el cuello del fémur (cadera). Es muy importante prevenir las segundas. Las fracturas de cadera son una plaga en nuestro sistema sanitario. Cada vez hay más porque ha aumentado la osteoporosis entre la población, y sigue creciendo a pesar del tratamiento farmacológico antiosteoporótico, como el bisfosfonato semanal (ácido alendrónico o zoledrónico, entre otros) o el denosumab semestral.

Partirse la cadera es muy peligroso, y no solo porque requiera una intervención quirúrgica para repararla, sino por los efectos secundarios que se derivan de la hospitalización. Todo depende de la edad a la que se produzca: no es lo mismo fracturarse la cadera con cincuenta años que con ochenta o noventa. Pero sabemos que todas aumentan la mortalidad durante un ingreso hospitalario, y luego viene la rehabilitación para recuperar unos niveles de movilidad decentes.

¿Cuál es entonces el factor preventivo y correctivo con más peso para tener una buena masa ósea? El ejercicio físico. El de fuerza es el más indicado en este caso. El ejercicio, que estudiaremos en la tercera parte del libro, es el mayor aliado tanto para alcanzar ese pico de masa ósea como para mantenerlo en el tiempo. De este modo, nunca llegaremos al umbral de la fractura. Pero, para lograrlo, debemos ejecutarlo de manera correcta. No todo vale.

Digo esto porque no todos los ejercicios generan el mismo impacto sobre el hueso. Sabemos que los ciclistas y los nadadores tienen menos masa ósea que los levantadores de pesas o los corredores[2] por efecto del impacto. Si esto es así, imagínate lo que sucede a nivel usuario entre el que practica *aquagym* o *spinning* respecto al que hace *body-pump* o zumba. Cuando ejecutamos un movimiento, para que este tenga una respuesta óptima sobre el hueso, debe traccionar de él. Es como un estímulo, le dice que espabile. Se ha demostrado que los ejercicios con mayor impacto son los que mejoran la masa mineral ósea. Pero ojo, que tenga impacto no quiere decir que debas levantar cien kilos de sentadilla o correr media maratón.

Todo se soluciona si entendemos la fisiología y la anatomía: los músculos se implantan en los huesos mediante los tendones. Cuando levantamos una pesa, hacemos una carrera o tiramos de una polea, estamos haciendo un esfuerzo contra una resistencia. Para que esta se mueva, que es el objetivo, necesitamos que la fuerza actúe sobre un punto de apoyo. «Dame un punto de apoyo y moveré el mundo», decía Arquímedes. De ahí nacieron las palancas. El músculo, con los huesos y las articulaciones, conforma palancas perfectas que nos permiten mover pesos y transportar cargas. Para eso hemos evolucionado como especie. En la actualidad, el estilo de vida que llevamos ha atrofiado nuestras capacidades. Por eso, cuando llega la menopausia y los estrógenos se van, empezamos a perder hueso por doquier tras una vida sedentaria. Los osteoclastos empiezan a ganar por palizón.

Artrosis: un molesto y silencioso enemigo

Por si fuera poco, no podemos olvidarnos de una patología que suele aparecer con la obesidad: la artrosis. Esta alteración surge cuando el cartílago que existe entre las articulaciones se desgasta en exceso. En los extremos de los huesos tenemos una capa que los recubre para evitar el excesivo rozamiento contra el hueso vecino. Una articulación, de hecho, no es más que el espacio entre dos huesos. Hay articulaciones muy móviles, como la del hombro, y otras que no se mueven nada o muy poco, como la que existe entre el esternón y las costillas.

Como lo normal entre dos huesos es que haya movimiento, la biología nos ha regalado esta maravillosa protección: los cartílagos. Solo hay un problema: no reciben vascularización, no les llega sangre. Esto quiere decir que, si te los cargas, ya no te quedará más. La forma más fácil y rápida de destruir el cartílago articular es con el roce excesivo. Muchos dicen que no hacen ejercicio para preservar la salud de las articulaciones, pero la realidad indica que no están en el camino adecuado. El roce excesivo al que se someten no viene tan determinado por el movimiento, que también, sino por algo mucho más importante: la sobrecarga.

Cuando hay un sobrepeso importante u obesidad, las articulaciones sufren de verdad. No pueden descansar. Soportan un peso continuo. Eso conduce a una vida sedentaria por el dolor, y es la pescadilla que se muerde la cola. No me muevo y no hago ejercicio porque me duele la rodilla, lo que hace que aumente mi sedentarismo, gane peso y empeore la artrosis de rodilla (por poner como ejemplo esa articulación porque es la más típica, aunque cualquier otra se puede ver afectada). A todas luces, la primera causa de artrosis, en especial en los miembros inferiores, es la obesidad. Punto.

Además de la obesidad, la artrosis tiene otro agravante: la pérdida de masa muscular. La sarcopenia la dispara. Imagínate que el techo de tu casa se sostiene en tres pilares. Supón que dos se vienen abajo. ¿Cuánto tiempo crees que aguantará el tercero? Pues eso es lo que sucede cuando perdemos masa muscular, en especial en el cuádriceps, el músculo de la parte delantera del muslo. Perder musculatura equivale a perder pilares. No es lo mismo sostener tu casa sobre tres pilares que sobre uno, pues esa sobrecarga terminará haciendo que la casa ceda. Y, cuando lo hace, techo y suelo se tocan, cada vez con mayor frecuencia. Y el roce continuo termina desgastando el cartílago: aparece la artrosis y, con ella, el dolor asociado, más agudo cada vez.

Esto hace que las personas se planteen si deberían pasar por quirófano para ponerse una prótesis, pero lo que muchos desconocen es que, después de colocarla, el dolor puede seguir igual o incluso empeorar. Ya lo demostró el doctor Moseley en sus famosos experimentos con pacientes a los que dividió en tres grupos. A los participantes de dos de ellos los operaba de verdad (lavado y desbridamiento artroscópico), pero a los del otro solo les hacía una incisión quirúrgica en la piel y les cosía para simular que los había intervenido. Dos años después, lo que mostró el seguimiento de estos tres grupos de pacientes fue impactante: ninguno de los dos que recibieron la cirugía real presentaron menos dolor ni mejor función que al que se le practicó la cirugía simulada.[3] Más allá de lo que nos puedan revelar estos estudios en lo que se refiere al manejo del dolor crónico, lo que deberíamos preguntarnos es: ¿en serio vamos a solucionar este problema tomando analgésicos y operándonos?

Los mejores traumatólogos lo saben a la perfección. Una vez, uno de ellos me dijo que, de todos los pacientes a los que les ponía prótesis, los que mejor pronóstico tenían a largo plazo eran aquellos que hacían ejercicio antes de operarse. Esto cuadra con los estudios en los que se prehabilita a los pacientes antes de una cirugía. Sin embargo, parece que estos beneficios del ejercicio se atenúan con el paso del tiempo, probablemente porque el paciente no mantiene los hábitos de ejercicio.[4]

A pesar de ello, este planteamiento choca de frente con la mentalidad habitual: «Ya haré ejercicio cuando me opere», o dicho de otro modo, «Ya me cuidaré cuando sea el momento». Dos sorpresas: ese momento nunca llega, y los Reyes son los padres. La clave es lo opuesto: primero debemos ejercitarnos y luego estaremos mejor preparados para recibir los beneficios de la intervención. De modo contrario, seguiremos avanzando por una vida sedentaria que a la larga nos saldrá muy cara.

El músculo y su kriptonita

La vida sedentaria no solo atrofia los huesos por diferentes vías, sino también los músculos. Hemos hablado de la osteoporosis y la artrosis, pero no podemos olvidarnos de algo casi peor: la sarcopenia.

La sarcopenia es la pérdida de fuerza, masa y función muscular. En la tercera parte exploraremos diferentes y sencillos test físicos que te permitirán averiguar si tienes riesgo de sarcopenia. Pero hay algo aún peor que lo peor, una palabra que, cuando la escuches, no se te va a olvidar jamás: la «kratopenia». La primera vez que la oí fue en boca del doctor Jesús Rivilla, durante un directo que hicimos en Instagram. Me recordó a la kriptonita, el enemigo número uno de Superman.

La kratopenia es la pérdida no solo de fuerza y masa muscular, sino también de potencia. La potencia muscular es la capacidad de hacer fuerza en un corto periodo de tiempo. Esto hace que, poco a poco, se vayan limitando actividades muy cotidianas como correr para que no se escape el bus, cargar las bolsas de la compra en el maletero del coche, subir las maletas a lo alto de la estantería o agacharte a recoger el boli que se te ha caído al suelo. Te sorprendería saber cuántas personas no pueden realizar estas actividades a partir de los cincuenta años. Y, si pueden, se ven muy limitadas.

Los estrógenos permiten que los músculos y los huesos se mantengan en buen estado antes de la menopausia, pero debemos darles un empujoncito, ayudarles para que nos duren más tiempo. Nos desvivimos porque el coche esté en perfecto estado y lo llevamos a los mejores mecánicos, pero olvidamos que el cuerpo es el coche que vamos a conducir toda la vida, y necesita unos cuidados muy concretos. Sobre todo cuando llega la menopausia, que, aunque no cambia las reglas del juego, nos obliga a jugarlo más en serio, pues nos damos cuenta de que los malos hábitos pasan factura. En esta etapa, la obesidad y el sobrepeso se cobran más víctimas.

Sabiendo lo que sabemos ahora, tienes dos opciones: jugar al juego de la salud de forma responsable y coherente o delegar la responsabilidad en un factor externo. Por desgracia, muchas personas eligen lo segundo. Debido a ello, la obesidad es una consecuencia inevitable a esta edad.

6

Más leña al fuego: sobrepeso y obesidad en la menopausia

Hay quien considera que tener unos kilos de más es una cuestión meramente estética. Otras creen que la obesidad, como mucho, puede «dar azúcar», subir la tensión o aumentar el colesterol. Eso es cierto, pero solemos olvidarnos de complicaciones que no siempre se mencionan. Con la menopausia, la obesidad suele dispararse por los motivos que hemos visto en el capítulo 2. Recordemos que la menopausia no es causa de obesidad, pero puede acelerarla.

Ya hemos hablado de la enfermedad cardiovascular y de las diferentes enfermedades que afectan al corazón y los vasos sanguíneos, las primeras causas de muerte en la obesidad. Sin embargo, existen otras asociadas que la gente no suele conocer tanto y que abundan entre las mujeres en la edad de la menopausia. Si bien no matan como un infarto, empeoran muchísimo la calidad de vida.

Complicaciones respiratorias

La obesidad y la acumulación de grasa en el tórax condiciona la incapacidad de los pulmones para expandirse. Sería como meterte en el metro a las nueve de la mañana, misión imposible. Eso provoca que los pulmones no puedan llenarse de aire a su máxima capacidad, lo que en terminología médica se denomina «hipoventilación», es decir, que entra poco aire. Si entra poco aire y el pulmón no se expande hasta los topes, no podrá contraerse de forma eficaz, lo que generará un problema adicional: la incapacidad para vaciarse.

Por tanto, si no me lleno bien y me vacío menos de lo que debería..., ¿qué pasará? Exacto, que habrá un mal intercambio de gases en los capilares pulmonares. Se acumulará mucho dióxido de carbono (CO_2) dentro del pulmón y llegará poco oxígeno desde el exterior para lavarlo. Dicho CO_2 volverá de nuevo a la sangre, dado que no se puede eliminar hacia fuera, y esta situación, si se lleva al extremo, puede condicionar una acidosis respiratoria. Ese CO_2 que no se elimina hacia fuera, sino que se queda dentro, produce la acidez del medio y, si se mantiene, a largo plazo deteriora el metabolismo, pues genera radicales libres e inflamación crónica. Esta mala función ventilatoria se conoce como «síndrome de hipoventilación-obesidad», y está relacionada con el aumento de las complicaciones de la obesidad a largo plazo.

Por otro lado, no solo afecta la grasa que recubre el tórax, sino también la cervical, responsable de otra complicación respiratoria asociada a la obesidad: la apnea obstructiva del sueño. Muchos pacientes con obesidad roncan, es decir, que el ronquido, en algunas personas, es fisiológico. También yo ronco a veces, pero no tengo ninguna patología. A eso se le llama «ronquido simple». Roncamos cuando el flujo de aire que respiramos vibra contra las paredes de la vía aérea. En situación de obesidad, esta grasa cervical hunde la vía aérea superior hacia abajo mientras la persona duerme.

Es una cuestión mecánica: si tengo un peso excesivo en el cuello y lo soporto con la musculatura, cuando esta pierde el tono durante el sueño profundo, la pared se cae. Es como si de repente se cayera el techo de tu casa porque los pilares del salón se han derrumbado; los pilares serían los músculos cervicales, que durante el sueño se relajan, lo que condiciona que el paciente ronque, momentáneamente deje de respirar y tenga microdespertares nocturnos: el cerebro se despierta, pero la persona no. Debido a ello, la persona no se suele enterar de lo que le sucede. Se pasa el día durmiéndose por las esquinas, cansada, como si le hubieran propinado cuatro palizas, y hartándose de café o bebidas energéticas para ver si espabila. Pero no. El colectivo que más peligro tiene es el de los conductores profesionales, como los camioneros. Imagínate lo que puede suponer una patología de este estilo, no diagnosticada, en personas que se pasan una noche entera (o varias) conduciendo. Un desastre, con todas las letras.

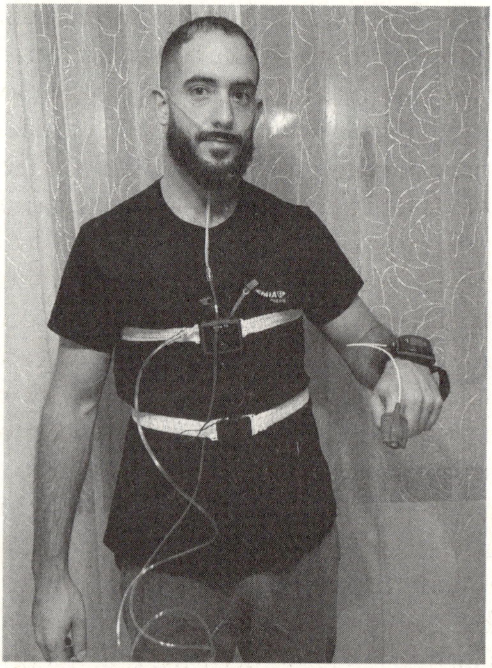

Figura 3. Preparado para hacerme una poligrafía nocturna. Por suerte, los resultados salieron bien, aunque para mi mujer no tanto… Fuente: elaboración propia.

Llega un día en que el paciente, harto de sentirse así y con varios avisos de su pareja de que por las noches no respira y se asusta, decide consultar al médico. Con buen criterio, este lo deriva a su neumólogo de confianza para que le haga una poligrafía nocturna. Yo mismo me hice una para estudiarme el ronquido, y te ponen un disfraz muy divertido: gafas nasales, un saturímetro y una cincha alrededor del pecho. La idea es medir cuántas veces dejas de respirar por hora, lo que se conoce como «índice apnea-hipopnea». Entre una y cinco veces es normal. Entre cinco y quince, se considera patológico en función de los síntomas del paciente, y más de quince es patológico al cien por cien.

La apnea del sueño no solo está relacionada con problemas agudos derivados de la excesiva somnolencia diurna, como acabamos de ver, sino que también tiene una vinculación clara con el riesgo cardiovascular. ¿Y cómo se relaciona tener ganas de dormir durante el día con el riesgo de infartarse? Te lo explico: el cuerpo genera estos microdespertares nocturnos para evitar la muerte del paciente. Si la vía aérea siguiera comprimida, la persona moriría porque no le llegaría oxígeno. Para evitarlo, se produce una descarga de las hormonas del estrés —el cortisol, la adrenalina y la noradrenalina—, lo que produce una hiperactivación del sistema nervioso que hace que la vía aérea se abra. Pero, como efecto derivado, el cerebro del paciente pierde la profundidad del sueño y, en consecuencia, la calidad del descanso es pésima. Y sabemos que el mal descanso nocturno es uno de los mayores factores de progresión y desarrollo de enfermedad cardiovascular. Por ello, en cuanto se diagnostica la apnea del sueño, hay que tratarla sí o sí.

El tratamiento para estas dos patologías está claro: el paciente debe perder peso y, en el caso de la apnea del sueño, es recomendable utilizar una máquina de presión positiva continua en la vía aérea (CPAP) nocturna, que mientras duerme le inyecta un chorro de aire mediante una mascarilla. Esto lo hace para que el flujo de aire cree una presión positiva en la vía aérea y que esta no colapse durante el sueño profundo. Los resultados clínicos con este tratamiento son bastante buenos, aunque la mascarilla es algo molesta. Por suerte, el sobrepeso no tiene por qué limitar tu descanso para siempre. Con el tratamiento que veremos en la tercera parte, tu vida mejorará.

Complicaciones metabólicas

En *Maldito azúcar* profundizo en las complicaciones metabólicas derivadas de la obesidad. En concreto, me centro en la diabetes en general, sobre todo en la tipo 2 y la esteatosis hepática (hígado graso). Como ya he hablado ellas, si quieres saber más sobre el tema, te invito a que lo leas. En este apartado veremos complicaciones del metabolismo menos conocidas pero también muy frecuentes en la obesidad, en especial en las mujeres.

Síndrome del ovario poliquístico

El ovario poliquístico (también llamado «hiperandrogenismo ovárico funcional») se caracteriza porque la paciente suele sufrir al menos dos de las siguientes tres características clínicas según los criterios de Rotterdam:

1. Aparición de vello en zonas típicamente masculinas, lo que se conoce como «hirsutismo». Debe demostrarse en las analíticas con alta testosterona u otros andrógenos.
2. Alteraciones de la menstruación tanto en frecuencia como en cantidad.
3. Objetivación de quistes en los ovarios mediante ecografía ginecológica.

Aunque este libro versa sobre las complicaciones de la obesidad durante la menopausia, muchas mujeres que han tenido obesidad toda la vida quizá hayan padecido esta alteración metabólica. Su origen está en la resistencia a la insulina que ya hemos visto. Cuando hay un exceso de grasa corporal que condiciona la elevación de la insulina, esta hormona podrá actuar de forma excesiva en los ovarios. En concreto, sobre las células de la teca ovárica, encargadas de producir testosterona en la mujer.

La otra vía de la mujer para producir andrógenos es la glándula suprarrenal (la veremos al hablar del cortisol). Cuando estas células de la teca se lían a producir testosterona a lo loco, el eje hormonal se trastoca y la regla se altera. Se trata del eje que ya hemos visto, en el que el hipotálamo producía GnRH, luego la hipófisis generaba FSH y LH, y, por último, se creaba estradiol en los ovarios. Todo el proceso se falsea por culpa de los andrógenos. De ahí que empiece a aparecer vello en la zona de la barba, el bigote, el escote, los brazos, la espalda, la cara anterior de los muslos, etc. Muchas veces resulta complicado evaluar hasta qué punto llega este hirsutismo porque la mujer acude a la consulta después de depilarse. Cuando intento explicar a mis pacientes el origen de esta patología, trato de hacerlo de forma positiva, que vean y entiendan que pueden mejorar con unos buenos hábitos, no enchufándose anticonceptivos y metformina como única solución para paliar la amenorrea.

A lo largo de mi carrera siempre he intentado no limitarme a tratar los síntomas. Mi forma de trabajar dentro del programa online para ayudar a las personas a perder peso es distinta: no trato glucemias, colesteroles o tensiones altas; trato a las personas, la causa de sus problemas. Y son los malos hábitos, que muchas veces se basan en una mala mentalidad o una concepción errónea de muchos conceptos de la vida, sin renunciar, por supuesto, a la farmacología si es necesaria.

Sin duda, cuando una mujer lleva mucho tiempo sin la regla, es posible que la masa mineral ósea pueda alterarse y que, en ocasiones, haya que recetar algún anticonceptivo para prevenir males mayores, pero no debería ser la solución definitiva por la que optan muchos ginecólogos. En mi caso, prefiero comenzar con fármacos que mejoran la sensibilidad a la insulina, el origen del problema, como la metformina, o algún suplemento que haya demostrado beneficios, como el mioinositol. Pero siempre hago hincapié en la importancia de la pérdida de peso mediante el cambio de hábitos sostenibles en el tiempo. Si no, acabaremos en las mismas.

Disfunción tiroidea subclínica

Aquí abro un melón: ¿engordo porque tengo tiroides o tengo tiroides porque engordo? Al contrario de lo que muchos piensan, parece que lo segundo es más acertado. Aunque hablaremos largo y tendido del hipotiroidismo en la segunda parte del libro, cuando profundicemos en los mitos en torno a la obesidad, es importante dejar clara una cuestión.

La glándula tiroides pesa unos 25 g y se localiza en el cuello, bordeando el cartílago tiroides (la nuez de Adán). Por supuesto, no es lo mismo que esta miniglándula produzca hormona tiroidea para un cuerpo de sesenta kilos que para uno de ciento veinte. Llega un punto en que, si no se le pone freno, peta. Y, cuando esto se produce, la tiroides empieza a trabajar al ralentí porque no da para más. En esta situación no es raro que en la analítica aparezca algo que se conoce como «hipotiroidismo subclínico», una condición que indica que la tiroides está desbordada, pero, a pesar de ello, consigue mantener en sangre las concentraciones normales de tiroxina, la hormona tiroidea.

Si esto continúa avanzando en el tiempo y la obesidad se cronifica o se sigue ganando peso, podría llegar el punto en que la glándula dejase de producir la hormona o que no fuera sostenible. En ese caso, el paciente podría llegar incluso a necesitar tratamiento con hormona tiroidea (levotiroxina) como si tuviera un hipotiroidismo autoinmune (la causa más frecuente de hipotiroidismo, la enfermedad de Hashimoto). Profundizaremos en estos conceptos más adelante, pero de momento quédate con que la obesidad no se genera por hipotiroidismo; el hipotiroidismo podría venir desencadenado por la obesidad.

Hiperuricemia y gota

La obesidad también se asocia con altos niveles de ácido úrico. Muchas personas creen que esto es así porque comen ostras, mejillones o mucho azúcar, pero la realidad metabólica es más compleja. Como comento en *Maldito azúcar*, cuando se produce una situación de exceso de glucosa almacenada y no se gasta, siempre se transforma en grasa, y se da algo completamente necesario: el exceso crónico de energía que caracteriza a la obesidad. Gracias a esto, la glucosa y la fructosa siguen una serie de procesos metabólicos por los que se convierten en grasa, lo que se denomina «lipogénesis *de novo*».

Esta vía metabólica, sobre todo la derivada de la fructosa, crea una sustancia llamada «difosfato de adenosina» (ADP), que luego genera monofosfato de adenosina (AMP). Cuando este se acumula en exceso, el cuerpo termina por eliminar lo que sobra al generar un compuesto determinado: el famoso ácido úrico. Este se elimina por la orina, y por eso podemos detectarlo mediante analíticas de sangre, al igual que la creatinina, de la que hablaremos al ver las alteraciones metabólicas de la obesidad a nivel renal.

Resulta que este ácido úrico —reflejo de un exceso de grasa visceral y considerado por algunos como un factor de riesgo metabólico— puede acumularse de forma patológica cuando hay demasiado. Es típico que se almacene en las articulaciones, lo que genera cristales de urato monosódico. Cuando estos alcanzan cierto umbral, pueden desencadenar crisis de artritis (inflamación articular). Esta situación se suele conocer como «gota» o «artritis gotosa», y provoca mucho dolor.

De nuevo, el sistema médico y farmacocentrista te proporcionarán el famoso alopurinol para bajar el ácido úrico de la sangre. Problema resuelto, ¿verdad? Pues no sería más que un parche para una situación que, si no te ataca por un punto, tarde o temprano lo hará por otro. De hecho, poca gente conoce la relación que existe entre la obesidad y una enfermedad muy prevalente y atemorizante: el cáncer.

Cáncer

Hablemos ahora de la enfermedad más temida del mundo, aquella que quizá más búsquedas atesora en Google con respecto a otras incluso más mortales, como la enfermedad cardiovascular, la que más vidas se cobra en el mundo. Aunque hablar del cáncer es como hacerlo sobre la comida —hay de muchos tipos y cada uno de ellos se cocina y se trata diferente—, podemos establecer una serie de principios comunes:

- Son un grupo de células egoístas que se saltan los mecanismos de regulación del ciclo celular. Esto hace que crezcan y se multipliquen sin control.
- Para que una célula llegue a ser cancerígena, tiene que haberse producido un daño en el ADN que condicione una mutación recién aparecida. Recuerda: todos los cánceres son genéticos, pero pocos son heredados. Son genéticos en tanto en cuanto requieren un daño en el ADN para aparecer, pero la mayoría de estas alteraciones genéticas son adquiridas, no se transmiten de padres a hijos.
- Este daño en el ADN es condición necesaria pero no suficiente. Tienen que darse otros factores para que esta célula mutante sobreviva y se desarrolle.
- Tienen la capacidad de escapar a la regulación del sistema inmunitario, lo que favorece su supervivencia. Cuando una célula muta y adquiere propiedades cancerígenas —lo cual ocurre siempre—, el sistema inmunitario destruye esa célula, pero algunas pueden escapar.
- Su objetivo es crecer y colonizar. Tienden a robar energía a los órganos en detrimento de sus células sanas, que suelen morir por falta de nutrición.
- Las células cancerosas tienen un metabolismo parecido que, a pesar de que no es el más eficiente del mundo, es el más rápido. Eso les confiere una ventaja adaptativa respecto a las sanas y, por tanto, un crecimiento acelerado.
- Además, no solo les basta con el órgano primario. Tienden a migrar e infiltrar otros órganos y tejidos tanto ve-

cinos como a distancia. Esto se conoce como «metástasis», y puede hacerse a través de la sangre o de los vasos linfáticos.

- La genética es el origen, y la baja vigilancia inmunitaria es cómplice, pero son necesarias más razones para desarrollar un cáncer: el metabolismo y la resistencia a la insulina son otros jugadores importantes en esta partida, como también la inflamación crónica de bajo grado. Profundicemos en estos últimos.

Cuando existe una mala situación metabólica —obesidad, sobrepeso, hipertensión arterial, diabetes tipo 2, resistencia a la insulina, baja condición física, sedentarismo...—, se da el caldo de cultivo para la aparición del cáncer. Y de varios tipos, además. La obesidad se ha relacionado hasta con una veintena de cánceres. Entre ellos, los más frecuentes son de mama, de páncreas, de colon, de endometrio, de ovario, de esófago, gástrico, de recto, de hígado, de vesícula biliar y otros muchos.

La cuestión es que el estado de mal funcionamiento crónico del metabolismo producirá, entre otras cosas, la mala irrigación de los tejidos (¿recuerdas el origen de la enfermedad cardiovascular y el daño de las arterias?) e inflamación crónica por el exceso de grasa visceral. Estos daños acumulados, indefectiblemente, condicionarán un aumento de los radicales libres y de las especies reactivas de oxígeno, entre otros daños inducidos por la falta de oxígeno en los tejidos. Son justo estas moléculas las que dañan el ADN y las que, en última instancia, generan mutaciones. Ojo, podrían producirse *de novo* (es decir, por la cara), pero es raro. Lo más frecuente es que haya una causa, y es esta.

El problema es que, cuando hablamos de inflamación, no sabemos a qué nos referimos. Pensamos que es algo asociado a cómo se nos hincha la barriga después de comer o algo relacionado con los gases. No, no es así, la inflamación va más allá.

Puede medirse de forma objetiva, como veremos en la segunda parte del libro, pero de momento quédate con que la obesidad genera inflamación crónica, esta produce radicales libres y estos dañan el ADN. Y el daño del ADN está relacionado con varios tipos de cáncer, muchos de ellos derivados del estilo de vida.

Un último apunte sobre el tema: aunque el cáncer no tenga como tratamiento exclusivo el estilo de vida, es —o debería ser— uno de sus pilares fundamentales, al mismo nivel que todos los demás. Durante todo el proceso de tratamiento y curación, el paciente oncológico pasa por cirugías, quimios y radioterapias (a veces todas, a veces algunas), y este proceso consume ingentes cantidades de masa muscular. Sabemos que los pacientes con mayor nivel de masa muscular y condición física soportan mejor los tratamientos oncológicos, lo que permite prolongarlos en el tiempo o, al menos, no suspenderlos. De esta manera, la probabilidad de supervivencia aumenta a corto y a largo plazo, lo cual es aún más importante. El objetivo no es solo curarse del cáncer, sino prepararse para la vida después. Para más información sobre este tema, remito al libro *Ejercicio, un muro contra el cáncer.*[1]

Complicaciones digestivas

Sin duda, esta es una de las alteraciones más frecuentes que produce la obesidad en el organismo. En capítulos anteriores hemos visto la gran asociación con las piedras en la vesícula que podían ocasionar su inflamación: la colecistitis. Pero la cosa no acaba ahí. A veces, la vesícula expulsa las piedras al intestino. Por el camino, las piedras viajan por un conducto que se llama «colédoco». Si la piedra es muy grande y no puede pasar, se enclava y obstruye la salida de la bilis, un proceso conocido como «coledocolitiasis» (piedra en el colédoco) que es muy peligroso no solo por la inflamación que puede haber, sino porque, al taponar el conducto, impide que se liberen al intestino las enzimas del páncreas.

El páncreas se encuentra conectado al tubo digestivo por la misma vía que la vesícula libera la bilis. Por así decirlo, tienen una carretera común: el colédoco. Si se forman atascos, tanto la vesícula como el páncreas se resentirán, y es especialmente problemático en el caso de este último. Cuando las enzimas del páncreas no llegan al intestino, se ocupan de digerir al propio páncreas y se produce la pancreatitis. El paciente siente un dolor abdominal agudo que se irradia a la parte de atrás, a la zona de la espalda, y tiene ganas de vomitar. Estamos ante una urgencia médica.

A pesar de estas complicaciones, que pueden ser potencialmente graves, el paciente puede sufrir otras leves pero más molestas, como el reflujo gastroesofágico, los clásicos ardores, la sensación de acidez que se nota en la garganta cuando el ácido del estómago sube hacia el esófago y la boca. En los casos más graves, puede incluso afectar al esmalte de los dientes o dañar la pared del esófago. Y esto es lo más peliagudo, ya que el daño continuo sobre la mucosa esofágica genera el temido esófago de Barrett, una lesión precancerosa. Cuando los médicos nos encontramos con reflujo, tenemos la solución fácil y sintomacentrista: dar omeprazol o un antiácido.

El omeprazol es uno de los fármacos más utilizados por la medicina. Su función es bloquear las células del estómago encargadas de producir el ácido clorhídrico. Al reducir sus niveles, disminuyen los síntomas del paciente. Este tratamiento se suele mantener unos tres meses y luego se suspende. Pocas veces el paciente mejora, de modo que acaba tomándolo de forma crónica, con todo lo que eso conlleva. El consumir estos fármacos de por vida genera una peor capacidad del estómago para digerir los alimentos, ya que se descomponen peor (hipoclorhidria), y esto provoca que el sistema digestivo tenga que trabajar más de lo normal. Estos fármacos también parece que pueden alterar la microbiota intestinal y reducir la absorción de algunas vitaminas y micronutrientes importantes, como la B12. Sin embargo, en ocasiones es importante tomarlo.

La microbiota intestinal es el conjunto de bacterias que conviven de forma natural con nosotros en el aparato digestivo, y sabemos que estas bacterias también se ven afectadas por la obesidad. La microbiota de una persona con obesidad dista muchísimo de la de una con peso saludable. Si está sana, exige diversidad de bacterias y la predominancia de las beneficiosas. Sin embargo, en la obesidad parece haber lo contrario: abundancia de bacterias perjudiciales y poca variedad de estas.

Aún queda mucho por estudiar y conocer sobre la microbiota, pero sabemos que puede tener un impacto en la absorción de los macronutrientes. Por ejemplo, en dos personas distintas, un mismo plato de pizza puede tener un impacto diferente sobre su peso. Por lo general, la que tiene una microbiota saludable podrá tolerar esa transgresión dietética, ya que absorberá menos calorías del plato. Sabemos que ocurre, pero no conocemos su relevancia real. También la microbiota se encarga de producir algunas sustancias como el butirato, un ácido graso beneficioso para el metabolismo y que impacta sobre los niveles de hambre y saciedad en el cerebro. Una menor producción de estos metabolitos favorece una mayor sensación de hambre y, por lo tanto, una mayor ingesta calórica.

Otro de los problemas de los que me hablan las personas con obesidad es el estreñimiento. La microbiota juega un papel importante en el avance del bolo fecal por el intestino. Sin embargo, los factores dietéticos y el movimiento podrán solventar el problema, y no tanto comer kiwis o ciruelas. Ojo, está muy bien desayunar fruta, no me malinterpretes, pero cometemos el error de pensar que, para arreglar cualquier problema de salud, existe un superalimento mágico con propiedades fabulosas. No existe tal cosa. Es más importante cómo vivimos que un nutriente concreto.

La microbiota puede ser un gran aliado si sabemos cuidarla, pero también un peligroso enemigo. Por suerte, los hábitos que aprenderemos en la tercera parte del libro no solo nos ayudarán a perder peso, sino que, si los aplicamos con consistencia, mejoraremos la salud y la calidad de la microbiota intestinal.

Enfermedad renal crónica

El riñón es uno de los órganos que se ven más afectados por la obesidad a largo plazo. A pesar de las muchas vías por las que puede verse dañado, predomina una: la hiperfiltración renal. «Hiperfiltrar» significa hacer pasar un mayor volumen de agua por un espacio reducido, lo que hace que aumente muchísimo la presión. Si sucede una vez o de forma puntual, todos tranquilos; sin embargo, si se repite, el riñón se deteriorará.

Cuando hay un sobrepeso importante, se genera una mayor cantidad de residuos que los riñones tienen que lavar y depurar. Por así decirlo, no es lo mismo tener dos riñones para un peso de setenta kilos que para ciento veinte. Es como si tuvieras un ariete aporreando continuamente una puerta. Al final cederá. Los túbulos del riñón funcionan así: son pequeñas puertas que dejan pasar la sangre y la limpian dentro del riñón. Es como cuando quieres vender la ropa que te sobra y dices eso de «Esto me lo quedo, esto otro se va». Pues así funciona el riñón con la sangre: manda a la sangre lo que sirve y elimina lo que sobra.

Pero volvamos al punto más afectado, las puertas de filtración, cuyo nombre técnico es «barrera de filtración glomerular». Con unas presiones determinadas, este delicado filtro funciona a la perfección. Cuando sube, poco a poco se daña y, para evitar el daño masivo, antes de que la sangre llegue a esa barrera debe pasar por una vía, la arteriola aferente, que sería como la carretera en la que se forma un atasco porque los viajeros tienen que enseñarle el pasaporte a la policía.

Necesitamos que esto funcione así porque, si la sangre llegara de pronto, la barrera de filtrado se destruiría y los riñones se irían a la porra, y no podemos permitir un daño tan grave de este órgano vital. Para eso la arteriola se abre o se cierra en función de la capacidad de meter sangre de la barrera de filtrado (la puerta).

Al principio, los riñones se adaptan a la situación, pero al final acaban cediendo y la sangre termina llegando a alta presión a la barrera de filtrado, lo que daña la puerta. Sabemos que las puertas se están dañando cuando en la orina aparecen sustancias que no deberían. Una de las que más controlamos los médicos es la albúmina, una proteína de la sangre que tiene la función de mantener una correcta presión en su interior. Por ejemplo, si hay poca albúmina (como cuando padecemos desnutrición), la sangre no es capaz de mantenerse dentro de los vasos sanguíneos y se forman edemas.

La albúmina tiene un peso molecular mayor que sustancias como la glucosa o los aminoácidos, por lo que, en condiciones normales, no debería pasar por la puerta de filtrado. Si empieza a filtrarse es porque el ariete está pegando muy fuerte a la puerta, y no solo la ha destrozado, sino que la ha agrandado. Entonces las moléculas de mayor tamaño empiezan a eliminarse por la orina. Se da la microalbuminuria cuando se eliminan entre 30 y 300 mg de proteína al día, y la macroalbuminuria, si son más de 300 mg. Peligroso. Un riñón que filtra más de la cuenta trabaja más de lo normal, y eso provoca que envejezca de forma prematura.

Cuando vemos mucha albúmina en la orina, ya sabemos lo que ocurrirá tarde o temprano: la pérdida de capacidad de filtrado. En cualquiera de sus grados, la albuminuria es un factor de riesgo cardiovascular. Cuando no paran de aporrear al riñón, debe encontrar la forma de defenderse, de hacerse fuerte. Para no destruirse del todo, va creando cicatrices en torno a las puertas de filtrado: el glomérulo. Este parche funciona a corto plazo: aumenta el soporte y puede aguantar mejor las embestidas de la sangre a alta presión (el ariete). Sin embargo, a largo plazo hará que el paciente deje de filtrar sangre y su función irá disminuyendo.

Si lo hace hasta un punto que pasa los 15 ml/min, es muy probable que el paciente acabe en diálisis tres veces a la semana o en lista de espera para un trasplante renal. Este es el estadio final de la enfermedad renal crónica. La primera causa en nuestro medio es la diabetes. La glucosa en exceso aumenta la filtración renal. Otras causas son la hipertensión arterial y el excesivo consumo de antiinflamatorios no esteroideos (ibuprofeno, dexketoprofeno, naproxeno, etc.). Por extraño que parezca, estos factores de riesgo se producen de forma concomitante con la obesidad, que de por sí sola ya aumenta la hiperfiltración.

Complicaciones dermatológicas

Para acabar este capítulo dedicado a las complicaciones crónicas de la obesidad, me gustaría hacer referencia a un tema no tan divulgado: las señales cutáneas que deja la obesidad. Y no, no me refiero a las típicas estrías, sino a otras que muchas veces no parece que tengan que ver con ella: la hidrosadenitis supurativa, lo que se suele conocer como «golondrinos». Aparecen típicamente en la axila, y se producen por una infección de las glándulas sudoríparas que terminan fistulizando con la piel. Hoy se considera una enfermedad inflamatoria crónica, infecciosa y recidivante, y su manejo dermatológico es complicado. Sabemos que el componente inflamatorio de la obesidad tiene una gran influencia en su desarrollo y mantenimiento a largo plazo, en especial si el paciente es fumador.[2] Por suerte, con una mejora del estilo de vida, los golondrinos se pueden reducir muchísimo.

Otras lesiones cutáneas que no tienen tanto calado, aunque no son menos importantes, son las acantosis *nigricans*, una pigmentación oscura en las zonas de los pliegues (axila, cuello...) que, cuando la ves por primera vez, ya no se te olvida. Siempre digo, medio en broma medio en serio, que puedo diagnosticar la diabetes mirando el cuello: si veo acantosis *nigricans*, no me equivoco al afirmar que la persona tendrá diabetes tipo 2 en el futuro, ya que sabemos que su mecanismo de producción es la resistencia a la insulina. No es una lesión que genere problemas tan agudos como la hidrosadenitis supurativa, pero, si la observamos, debe alertarnos de un problema metabólico subyacente. Así que ya sabes, mírate las axilas y la nuca, no vaya a ser que te encuentres una sorpresita...

Por supuesto, no me olvido de las lesiones que, con mayor frecuencia, me refieren los pacientes con obesidad: rozaduras en los muslos que les obligan a utilizar diferentes cremas, estrías blanquecinas en la barriga de subir y bajar rápido de peso, signos de mala circulación en los miembros inferiores, que adquieren un tono rojizo, o infecciones en los pliegues (intertrigo). Por suerte, todas estas marcas mejoran con los hábitos que veremos en la tercera parte. Sin embargo, siempre digo que, para mejorar, debemos estar dispuestos a dejar de hacer lo que hacemos mal, y no creer en supuestos que no solo nos hacen sufrir, sino que nos alejan de la vida que queremos. Recuerda, primero barremos el salón y luego lo fregamos. Así siempre quedará bien.

SEGUNDA PARTE

Mitos, obstáculos y errores comunes

7

Mitología de la pérdida de peso

Muchas mujeres creen que, cuando llega la menopausia, hay un factor secreto que las impulsa a engordar. La frase «No como tanto para estar así» es un clásico en la consulta y en mi programa, la Academia de Diabetes Online. La verdad es que lo entiendo, ya que, después de sufrir años y años siguiendo dietas estrictas, las mujeres acaban hartas. Pero, debido a esa frustración, ponen el foco en el lugar equivocado: creen que el problema es genético o que algo funciona mal en ellas. Este capítulo pretende desmentir todos los mitos que alguna vez he escuchado en relación con la pérdida de peso, unos con más fundamento que otros, pero en definitiva todos falsos.

Por lo general, el fallo no está en las mujeres ni en que su organismo les impida perder peso. Tampoco en que tengan una mala genética o que la mala suerte se cebe con ellas. El problema suele estar en una mala relación crónica y tóxica con la comida. Las mujeres a las que ayudo suelen usar la comida de una forma muy perversa: no la consideran un medio para nutrirse, respetarse y darle al cuerpo la energía que necesita, sino que la usan como un medio para engordar o adelgazar.

Cuando sucede eso, a nivel mental es horrible, porque dejan de ver la alimentación como un placer y una forma de amor propio. De repente, comer es una tortura. Ese postre deja de ser tu favorito y se convierte en el que te hace engordar. Dejas de preparar esa comida que te encanta porque piensas que saboteará tu intento de perder peso. Más de una me ha confesado que llevaba más de cinco años sin comer macarrones por ese motivo.

Toda autorrestricción suele terminar en un atracón de comida que, en el fondo, no te gustaba tanto. ¿A quién le apetece pegarse un atracón de chucherías, galletas y sobaos pasiegos? ¡Absolutamente a nadie! Sobre todo, odian la sensación de culpabilidad que les genera luego. En cambio, todas las personas que he ayudado a perder peso disfrutan en familia de un buen plato de paella que llevaban años sin probar. ¿Por qué se produce este sinsentido? Tras mucho tiempo de indagación, creo haber encontrado algunas respuestas. En realidad, se da porque seguimos creyendo en mitos irracionales que nos impiden avanzar. Veamos los más importantes.

El mito de los alimentos prohibidos: el problema de las «dietas del cajón»

Recuerdo el caso de Rosa. Ella decidió dar el paso para entrar en mi programa a pesar de que le daba un miedo atroz volver a fracasar (les sucede a todas). Creía que iba a ser una dieta más, pero pensó: «Total, si ya estoy mal y no puedo seguir así, no pierdo nada por intentarlo». Cuando empezó a trabajar con nosotros, tenía miedo a comer, sobre todo carbohidratos. Estaba segura de que, si comía los «alimentos prohibidos», la estaba liando. Por desgracia, hay muchos profesionales que todavía siguen prescribiendo las llamadas «dietas del cajón», que se caracterizan por lo siguiente:

- **Son muy bajas en calorías.** Hacen pasar hambre. A las semanas, la persona está muy irritable y se come a Dios por las patas.
- **Son muy repetitivas.** La persona suele comer siempre o casi siempre lo mismo. Es típico el pollo a la plan-

cha y la merluza con judías. Tarde o temprano aparece la ansiedad, ya que se echan de menos muchos alimentos.

- **No se permiten algunos alimentos que se consideran prohibidos.** Por supuesto, el pan, la pasta, el arroz u otros carbohidratos están excluidos.
- **No ofrece flexibilidad ni contempla el estilo de vida.** Si no se sigue a rajatabla, se culpa a la persona de su supuesta falta de voluntad.
- **Muchas incluyen sustitutivos de comida para que la persona coma menos calorías a cualquier precio.** Me refiero a sobres con polvos, batidos proteicos, barritas, pastillas u otros suplementos multivitamínicos.
- **La vida social y salir a comer fuera no entran en el plan.** Si la persona lo hace, se tiende a criminalizarla y tildarla de «vaga» o «poco cumplidora».

Podría continuar, pero es que son tan vergonzosas y atentan de una manera tan flagrante contra la salud de las personas que necesitaría otro libro para criticarlas abiertamente. Con este tipo de planteamientos, es normal que la gente no alcance sus objetivos de pérdida de peso y que abandone. Siempre digo que nadie tendría fuerza de voluntad para pegarse latigazos en la espalda o darse cabezazos contra la pared. ¿Por qué con esto iba a ser diferente? Si no se nos ocurre pasarnos una semana entera sin ir al cuarto de baño, ¿cómo vamos a ser capaces de pasar el resto de nuestra vida sin comer o comiendo muy poco?

Cuando he hablado de la redistribución de grasa durante la menopausia en el capítulo 2, ya hemos visto que es fisiológico ganar algo de peso con su llegada, pero el hecho de padecer obesidad o dispararnos de peso suele tener mucho que ver con seguir estas dietas a largo plazo. Con la ciencia en la mano, no podemos decir que no existan alimentos que hagan engordar o adelgazar, pero sí afirmar rotundamente que **hacer dieta engorda**.

Y lo hace por los motivos que vimos en el capítulo 2: reducción del metabolismo basal junto a la pérdida de masa muscular que el cuerpo quiere restituir. En dicho proceso, se gana grasa corporal. Y así en muchos ciclos. Suele ser el triste camino de la mayoría. Otro de los problemas que conlleva seguir estas dietas, aparte de hacer que engordemos y deteriorar nuestra relación con la comida, es que desvirtúan nuestras expectativas respecto a la pérdida de peso.

El mito de la linealidad en la pérdida de peso

Muchas mujeres creen que deben adelgazar un kilo cada semana; en caso contrario, todo está mal. Consideran que siempre y en todo momento se debe perder peso, que dos más dos son cuatro y que siempre que yo haga X se debe producir Y. Nada más lejos de la realidad, por supuesto. Retomemos el caso de Rosa, del que te he hablado en la introducción de este capítulo. Ella no solo tenía un temor irracional a los carbohidratos y a engordar, sino que había hecho todas las dietas y siempre había perdido peso. Por supuesto, siempre lo había vuelto a recuperar. Cada vez que hacía dieta perdía peso bastante rápido, por lo que, ante un planteamiento de «No perderás peso tan rápido, pero serás capaz de mantenerlo», activó su radar de la desconfianza. Muchas mujeres creen que deben perder peso de forma continua y que, si no lo hacen, el proceso está yendo mal. Otras piensan que deben pesarse a diario y que el peso debe bajar de un día para otro. Muchas cometen el error de salir a un restaurante a cenar y pesarse nada más llegar a casa. Si ven que han engordado, les da un patatús ahí mismo. Craso error. Es algo que podría evitarse si dejáramos de creer en esta idea absurda.

Con Rosa hubo que hacer hincapié en que no tenía que pesarse a diario, principalmente porque **la pérdida de peso no es**

lineal, no funciona así. Dos personas que coman lo mismo, entrenen lo mismo y duerman el mismo número de horas pueden obtener resultados muy distintos. Si hacen las cosas bien, ambos resultados serán positivos, lo que no quiere decir que sean iguales.

De hecho, una de mis funciones primordiales (y de las de mi equipo) no es solo motivar al paciente para que avance y no abandone cuando surja la primera frustración, sino **anticiparle los obstáculos que se producirán** (que será así, te lo puedo asegurar) y también explicar por adelantado, desde la primera consulta, cómo es una pérdida de peso normal. Quiero que lo veas en estas dos gráficas que incluyo a modo de ejemplo. Son las métricas de seguimiento de dos pacientes de mi programa online.

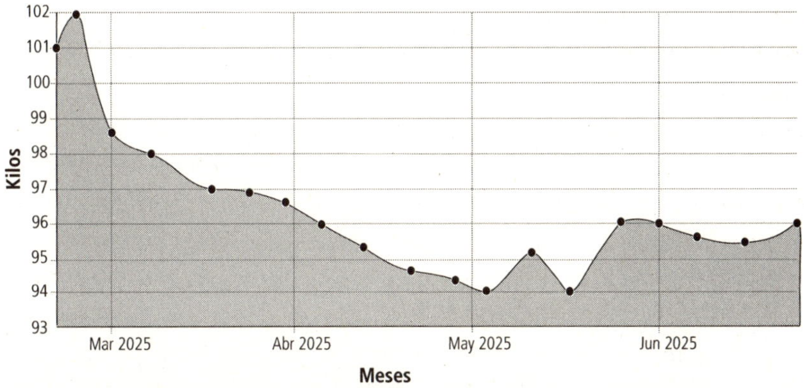

Figura 4. Pérdida de peso no lineal en el tiempo. Fuente: Academia de Diabetes Online (programa online del doctor Víctor Bravo).

Por ejemplo, esta primera gráfica es de una paciente que, en cuatro meses, perdió unos seis kilos. Puede que pierda peso de forma acelerada un par de semanas y luego se estabilice. Después puede subir discretamente y bajar a continuación. Lo importante es que, a largo plazo, la progresión sea descendente. El error es pensar que siempre debe ser igual. Dos más dos igual a cuatro. Hala, chupado. Ojalá.

Para que lo veas a largo plazo, esta es la gráfica de Joaquín, un paciente que ha perdido diez kilos en un año trabajando con nosotros. Quizá te parezca poco, pero es que no partía de un peso excesivo, solo le sobraba ese peso. Sin embargo, esos kilos llevaban asociada una diabetes tipo 2 con insulina. Hoy, gracias a esa pérdida, Joaquín ha podido suspender la insulina. Para que luego digan que la diabetes tipo 2 es una enfermedad crónica y progresiva. Siempre se puede mejorar, da igual la edad que tengas. Si él lo logró con setenta y seis años, ¡tú también puedes!

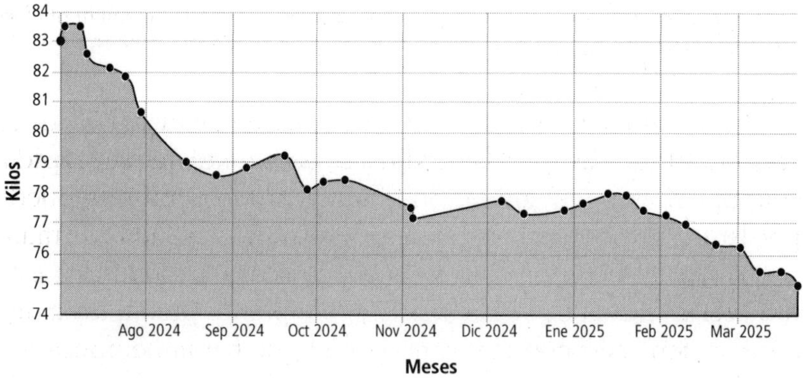

Figura 5. Pérdida de peso no lineal en el tiempo. Fuente: Academia de Diabetes Online (programa online del doctor Víctor Bravo).

Como puedes apreciar en estos dos ejemplos, toda pérdida de peso saludable tiene oscilaciones. Subidas y bajadas. Picos y valles. Es perfecta y absolutamente normal. Pero pensamos que tiene que ser rápido, constante y avanzar a kilo por semana. Eso a veces no es posible, y hay que hacerse a la idea desde el minuto uno. Créeme, es mejor tratar de plantearse una pérdida de peso de entre siete y doce kilos en seis meses, que en un año se traducirá en más de veinte.

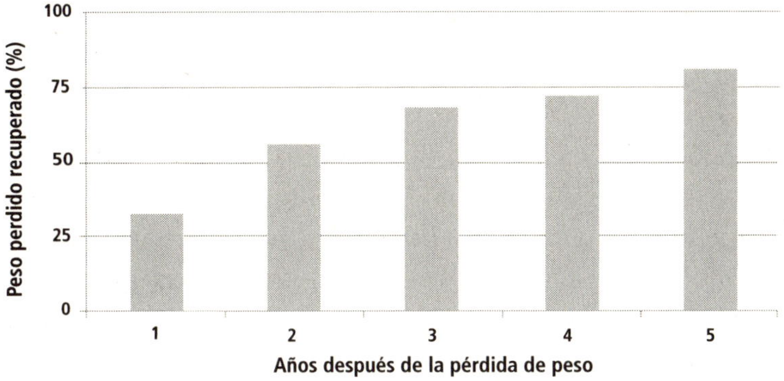

Figura 6. Recuperación del peso años después del inicio de la pérdida. Fuente: K. D. Hall y S. Kahan, «Maintenance of Lost Weight and Long-Term Management of Obesity», en *Medical Clinics of North America*, enero de 2018, 102(1): 183-197.

Es mucho más realista que perder diez en un mes para luego rebotar. El problema de la pérdida de peso no es que sea rápida, sino que no sea sostenible. En potencia, todo el mundo puede perder quince kilos en tres meses, pero ¿quién es capaz de mantenerlo en el tiempo? Pocos o muy pocos. La estadística está muy clara: casi el 80 % de la gente que pierde peso a los cinco años suelen estar con el mismo con el que habían empezado.[1]

Desde mi punto de vista, eso no significa que sea imposible perder peso o que la obesidad sea forzosamente para siempre. El problema es que muy pocas personas se dan la oportunidad de perderlo haciendo las cosas bien, siguiendo un proceso realista y, sobre todo, con un seguimiento a largo plazo. Más aún teniendo en cuenta que son personas cuyo entorno quizá sea lo opuesto a lo que quieren conseguir.

Todos quieren hacer dietas perfectas o inyectarse fármacos que les quiten los kilos rápido. Pretenden, en definitiva, solucionar un problema de décadas en pocas semanas porque no saben que radica en sus malos hábitos. Grábatelo: hacer una dieta o inyectarte Mounjaro©, Ozempic© o Wegovy© no cambia tus hábitos. De hecho, la evidencia científica es muy clara: toda pérdida de peso en la que no se modifican los hábitos clave tiende al efecto rebote. Y un porcentaje de los que cambian

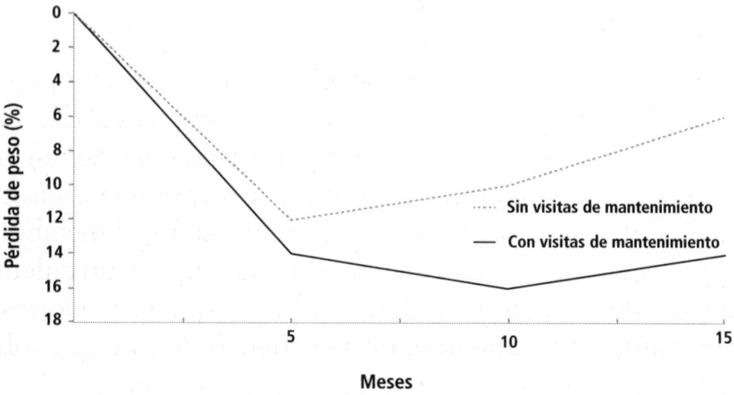

Figura 7. Comparativa de pérdida de peso entre las personas que realizan un seguimiento a largo plazo versus las que no lo hacen. Fuente: K. D. Hall y S. Kahan, «Maintenance of Lost Weight and Long-Term Management of Obesity», en *Medical Clinics of North America*, enero de 2018, 102(1): 183-197.

hábitos y pierden peso gracias a ello quizá recaigan al abandonar el seguimiento y el acompañamiento.[2] Es así, es la pura y absoluta realidad.

La clave para conseguirlo a largo plazo es apostar por un cambio de hábitos sostenible y realista. Además, si quieres perder peso a largo plazo, debes moderar tus expectativas. Me atrevería a decir que también tienes que moderar tu deseo para no ser esclava de él, como dirían los estoicos. No debes esperar resultados rápidos. Créeme, vendrán, pero serán una consecuencia, no un fin. Voy a lanzarte una pregunta: ¿para qué quieres perder quince kilos si al final del proceso eres una desgraciada y has tirado toda tu vida social y familiar por la borda?

Apuesto a que no quieres eso. Sin embargo, luego te tiras a los batidos, las dietas, las cremas y las inyecciones sin querer cambiar nada más. Así nunca saldrás del bucle. Otras piensan que, para conseguirlo, quizá no han de seguir una dieta tan estricta, pero consideran importante hacer las típicas cinco comidas al día o mantener una regularidad de horarios. Explorémoslo.

El mito de las cinco comidas

A lo mejor has oído hablar muchas veces de que, para perder peso o estar sanos, hay que comer sí o sí cinco veces al día. Esta creencia se basa en un mal concepto de la fisiología. Según este razonamiento, el organismo necesitaría incorporar energía mediante alimentos cada pocas horas, ya que, si no, el metabolismo se ralentizaría. Y todos sabemos lo que implica un enlentecimiento metabólico: más dificultad para quemar calorías y, por lo tanto, más facilidad para engordar. Todo esto que sobre el papel parece lógico, en la práctica es un disparate.

De hecho, suele ocurrir justo lo contrario: cuantas más oportunidades para comer, más posibilidades de engordar. Debido a ello, estrategias como el ayuno intermitente han logrado gran fama desde hace unos años. Esta práctica, en lugar del planteamiento tradicional, propone limitar el número de horas en que comemos. El clásico es el protocolo 16:8, es decir, dieciséis horas de ayuno con ocho horas de ingesta. En la práctica, este modelo suele reducir el número de comidas diarias a dos o tres, lo que produce que adelgace una cantidad nada despreciable de sujetos.

Hay varias cuestiones que pueden explicarlo, pero la principal es que comemos menos. Punto. Podríamos considerar también que, al consumir más cantidad de energía repartida en dos o tres ingestas en vez de en cinco, terminamos más saciados en cada comida. Eso favorecería en algunas personas la adherencia y sostenibilidad a largo plazo, al menos en teoría. Sin embargo, lo que me he encontrado en la práctica son resultados muy dispares. He visto a personas a las que les ha ido muy bien este enfoque y a otras que lo han abandonado a las pocas semanas o meses. En general, cometemos el error de hacer las cosas única y exclusivamente para adelgazar. Nos pasamos por el arco del triunfo el resto de los hábitos y la sostenibilidad del proceso.

Mucha de la gente que contacta conmigo por las redes sociales para que la ayudemos a perder peso ha pasado por todas las dietas, incluido el ayuno intermitente. Y no digo que sea malo. Es más, mientras escribo estas líneas lo estoy practicando, pues me ayuda a sentir agilidad mental y agudeza en mis descripciones. Pero eso es porque no incurro en el error que comete la mayoría. No hay ningún secreto. Si quieres, guárdate esta frase lapidaria:

Ayunar no sirve para nada si no sabes comer. Punto.

Piénsalo: ¿de qué te sirve quitarte una comida al día si el resto son un absoluto desastre? Te lo digo yo: para acabar desnutrido. Fin. Por eso muchas personas abandonan el ayuno intermitente a largo plazo, no porque sea malo o perjudicial, sino porque no lo toman con flexibilidad ni se adapta a su estilo de vida. Por supuesto, el resto de su alimentación deja mucho que desear. Si no aprendemos a llevar una alimentación rica en nutrientes, saciante y de la cual disfrutemos, no valdrá de nada practicar el ayuno intermitente. Las prioridades en su sitio. El ayuno es una herramienta. Si te sirve, como es mi caso, utilízala. Si no te funciona, deséchala. Pero, si lo vas a hacer, como mínimo observa primero qué comes.

Si la calidad de tu alimentación no es buena, da igual que hagas cinco, tres o veinte comidas al día: los resultados seguirán siendo igual de malos. Lo relevante es aprender a comer de todo, en su justa medida y adaptar el plan de alimentación según lo que requiera la situación. ¿O pretendes seguir llevándote el táper a la barbacoa con tus amigos? ¿O tu intención es comer bacalao a la plancha mientras los demás se zampan la pizza caprichosa? No tiene sentido. Salirse del plan forma parte del plan. Si te torturas pensando que la has liado y que no mereces el perdón de Dios por ese acto impuro, te pasarás la vida sufriendo sin necesidad.

Por lo tanto, no se trata de comer cinco o dos veces al día. Tampoco de hacer ayuno intermitente o «dieta continua», como muchos lo denominan. Se trata de comer de forma saludable al menos el 80 % del tiempo y que dejes un margen de error del 20 % para la flexibilidad. Esto es lo que se conoce como «principio de Pareto», y se aplica a los hábitos en general: el 20 % de tus hábitos diarios explica el 80 % de tus resultados en salud. Se cumple siempre.

Esos hábitos, que descubriremos en la tercera parte del libro, serán la clave para que logres resultados. Uno de los hábitos que necesitas alcanzar es el de comer de forma saludable aceptando el margen de error, ese que no te permites al pensar que tienes que hacerlo todo perfecto. No sucede así. Al final, te conduce al pozo de la desesperación y la ansiedad por la comida. Otra vía de llegada a este pozo es pensar que hay que comer de todo, pero en poca cantidad. Veamos por qué tampoco funciona.

El mito de «Hay que comer de todo, pero en poca cantidad»

Traduzcamos en la práctica lo que significa: comer poco o muy poco. Comer poco es una absurdez insostenible. Sin embargo, no sabemos por qué, esta frase ha pasado de generación en generación de forma sorprendente. Recuerdo que cuando era niño e iba al colegio los profesores ya la repetían como papagayos. Además, esta frase ha tenido un gran impacto en la cultura de la dieta femenina. Solo hay que echar un vistazo a las portadas de revista de dietas y adelgazamiento: platos pequeños, con un poquito de brócoli acompañado de un trocito de merluza al vapor.

Muchas pacientes a las que he ayudado y con las que trabajo me han contado que, desde pequeñitas, ya las llevaban al endocrino. Recuerdo el caso de Paqui, que hizo su primera dieta antes que la comunión. Tras un largo periplo por endocrinos y nutricionistas, cada uno con su propio método, se sentía desesperada porque había alcanzado un peso insoportable con la menopausia. Todos le repetían lo mismo: que debía cerrar el pico, comer poco y echarle fuerza de voluntad. «Mujer, come de todo, pero en poca cantidad. ¿No ves que no tiene más secreto?», le decían. Dieta tras dieta de ochocientas o mil calorías hicieron que Paqui explotara. No podía más. Estaba cansada, agotada. Las dietas le habían robado la felicidad.

Cuando suceden estas cosas, reflexiono sobre ellas. El ser humano tiene un potencial inmenso: hemos creado la inteligencia artificial, hemos llegado a la luna y hemos inventado artilugios que han catapultado nuestra vida a otro nivel. Sin embargo, hay algo que nunca cambia: la capacidad para condenarnos a la infelicidad por creer ideas erróneas. Es un completo disparate. Comer poco es insostenible, al igual que sería insoportable respirar poco o ir poco al cuarto de baño. Comer es una necesidad biológica básica. Todos hemos estudiado en el colegio que son tres las funciones biológicas: nutrición, reproducción y relación. Yo añadiría el descanso, pero fuera de disquisiciones y sesudos debates, comer bien y en la cantidad necesaria es importante. Ni mucho, ni poco. Fin.

El principal error es pensar que el valor calórico de todos los alimentos es parecido. Cuando las mujeres se ponen a dieta, tienden a retirar del plato alimentos que, de forma paradójica, si los comieran en grandes cantidades, las ayudarían a adelgazar con menos esfuerzo. Son aquellos que, si los consumimos, no solo mejoran nuestra salud, sino que nos ayudan a sentirnos bien, saciados y con energía. No tienen el mismo valor calórico unas habichuelas, unas patatas al microondas, el huevo o el marisco. Si no sabemos, al menos a nivel básico, cuántas calorías nos aporta cada alimento, los demonizaremos todos sin sentido.

Por ejemplo, voy a enseñarte un error muy típico en el que todos suelen caer cuando hago clases en directo por YouTube. Cuando les pregunto «¿Qué engorda más, un plato de espaguetis o uno de boquerones fritos?», te sorprendería la cantidad de personas que se decantan por la pasta por el hecho de tener carbohidratos, que según parece hacen engordar porque eso es lo que se ha dicho toda la vida. Lo que no saben es que un plato de pasta puede contener entre 500 y 600 kcal (según la forma de prepararla), y unos boquerones fritos, entre 800 y 1.000 kcal (según la cantidad). Demonizamos los alimentos por contener un único macronutriente y, de forma contradictoria, acabamos comiendo aquello que supuestamente pensamos que engorda menos. ¿El resultado? Engordamos más porque ignoramos el valor calórico de lo que comemos y tomamos peores decisiones.

Esto no significa que haya que saber al dedillo cuántas calorías tiene cada alimento. Ni siquiera yo lo sé. No es necesario, pero puedes buscar cuántas calorías por cada cien gramos tiene un alimento. Nuestro trabajo dentro de mi programa, la Academia de Diabetes Online, es facilitar esta ardua búsqueda a la persona. Si empiezas a trabajar con nosotros, tendrás un plan de alimentación adaptado a ti según los alimentos, macronutrientes y calorías para que no tengas que preocuparte por nada, solo ejecutar y disfrutar. Sin hacer dieta, sin comer poco y sin prohibirte alimentos. Y, por supuesto, aprendiendo que algunos son equivalentes, intercambiables. Ahí está la magia de la flexibilidad.

Por eso es adecuado conocer los diferentes grupos de alimentos que existen y qué valor calórico aproximado tienen, ya que no todos pesan lo mismo. Podemos distinguir, en general, entre alimentos de alta y baja densidad nutricional. Los primeros contienen una gran cantidad de nutrientes y fibra, son más saciantes y contribuyen de forma significativa al adelgazamiento. Me refiero a frutas, verduras, legumbres, tubérculos y cereales integrales. Estos alimentos, lejos de restringirlos, debemos fomentarlos en nuestra alimentación.

Y sí, puedes comer patatas, no te harán engordar, como te han dicho. Es más, sabemos que es el alimento más saciante que existe sobre la faz de la tierra. Cómelas sin miedo. Aunque más adelante profundizaremos en la cantidad aproximada, ya que todo depende de cada persona, debes saber que no tienes que empezar a comer en platos pequeños y que no has de restringir las verduras, frutas o legumbres. De hecho, deberían ser una cantidad considerable de tu plato. En especial las verduras. Te contaré un secreto: el valor calórico de las verduras y de muchas frutas es casi de cero (o, como mucho, de pocos cientos). Podrías comer ingentes cantidades que no engordarías jamás. El problema no será que comamos mucha verdura, al contrario.

Volvamos al caso de Paqui. Cuando empezó a comer de esta manera, lo que no podía creerse era que, comiendo tanto, pudiese perder tanto peso. En realidad, no comía tanto; de hecho, menos que nunca. Ese efecto se justifica porque mucho volumen no implica muchas calorías, y al contrario, poco volumen no significa pocas calorías. No siempre van de la mano. Si estamos acostumbrados al pollo con lechuga y merluza con judías, esta proporción suele cumplirse, pero no lo haría con unos torreznos o unas patatas fritas con kebab y salsa de yogur. En este caso, en poco volumen introducimos muchas calorías y, además, de muy baja saciedad.

Mensaje para casa: no se trata de comer poco, la clave es seleccionar bien los alimentos para que, con el máximo volumen, incluyamos los nutrientes y las calorías que el cuerpo necesita de manera que se mantengan la saciedad y la sostenibilidad durante el proceso. Además, comer poco no es sostenible. Al final nos invadirá el monstruo de los antojos, que hará pedacitos los intentos de progreso. Veremos cómo hacerle frente más adelante, pero quédate con que comiendo poco le estamos poniendo la victoria en bandeja de plata.

Conclusión: sé como Paqui. Aprende a comer, sáciate, disfruta de la comida, goza y sal del plan cuando la situación lo merezca, y luego vuelve a él. Sin miedo, sin culpa, sin remordimientos ni cargo de conciencia. De esta forma, te pasarás el juego. Serás libre y vivirás más feliz. Pero ojo, no creas que con comer bien es suficiente. Además, tendrás que alcanzar un déficit calórico sostenible, lo que se contrapone con la creencia socialmente establecida de que con comer bien es suficiente. Veamos por qué es errónea.

El mito de «Con comer bien es suficiente»

Hemos llegado a uno de mis mitos favoritos. Esta creencia es falsa por dos motivos. El principal es porque el propio enunciado es mentira: si queremos perder peso, no solo tenemos que comer bien; también debemos estar en déficit calórico. El segundo motivo es que, si queremos tener salud y estar en plena forma en la menopausia, tenemos que centrar nuestros esfuerzos en el ejercicio físico y el movimiento de forma complementaria a la alimentación.

Empecemos tratando en detalle el tema del déficit calórico, porque aquí se han escrito y dicho muchas falsedades. Por un lado, tenemos a los defensores de la teoría de las calorías. Estas personas sostienen que solo con alcanzar el déficit calórico es suficiente para perder peso y que da igual todo lo demás. Por el contrario, otros son partidarios de un mensaje más enrevesado: «No todas las calorías son iguales, y solo con comer bien y evitar los ultraprocesados basta». Ambas afirmaciones son, como mínimo, matizables. Lo primero que hay que entender es que una caloría siempre es una caloría, punto.

Si tomamos como ejemplo la explicación que da mi paisano Ismael Galancho en su libro *Ya no paso hambre*,[3] podríamos decir que las calorías son una unidad de medida al igual que los kilómetros, los kilos o los litros. Un kilómetro será siempre un kilómetro, pero no será lo mismo recorrerlo en bici, en coche o andando. Por eso, cuando incorporamos las calorías de los alimentos, son siempre iguales, calorías, pero la saciedad que van a producir dependerá del coche en el que vengan. No será lo mismo que viajen en Lamborghini que en patinete.

Cuando hablamos del valor calórico en nutrición, lo reflejamos en kilocalorías, aunque para simplificar decimos «calorías», y una kilocaloría equivale a mil calorías. Por tanto, si un alimento tiene doscientas cincuenta calorías, en realidad estamos hablando de 250 kcal, la energía necesaria para calentar doscientos cincuenta litros de agua 1 °C, de modo que, simplificando, podríamos traducir las calorías a energía. Esto mide la cantidad de energía que adquirimos para mantener las funciones vitales. Pero lo importante no es saber exactamente cuántas calorías comes. Por esto fracasan todas las dietas. Lo importante es que te generen saciedad.

La energía no puede venir de otro sitio que no sea de los alimentos o de las reservas de grasa, si no comes. Tras un tiempo de inanición, si no ingieres nada, morirás. Por lo tanto, la alimentación es una función biológica básica. Sin embargo, hoy, con la supervivencia garantizada del mundo desarrollado, usamos la comida para todo menos para lo que en origen ha sido: vivir. Hoy no comemos para vivir, vivimos para comer.

La alimentación es una forma de vivir en sociedad, ya que casi todos los planes los organizamos en torno a la comida: los restaurantes, las barbacoas, los pícnics, los cumpleaños, las bodas, los bautizos y las quedadas varias son las formas más frecuentes de ocio. Por eso, entre otras cosas, las dietas restrictivas generan tanto sufrimiento entre sus usuarios habituales, ya que limitan su vida social y familiar. Pero volvamos al tema de las calorías. Estas no son una condena o una forma de torturarnos con cálculos complejos. Alimentarse no es hacer raíces cuadradas. Comer debería ser un acto consciente que merece ser disfrutado.

Para que sea posible, debemos equilibrar el deseo por el disfrute de la comida con su consumo de forma moderada. En este punto, cada persona tendrá unas necesidades calóricas concretas. Existen diferentes fórmulas que la pueden estimar. Una de las más famosas es la calculadora de calorías de Harris-Benedict, que tiene en cuenta el sexo, la edad, el peso, la talla y el nivel de actividad física de la persona. Aunque existen otras, esta es una de las más prácticas, a pesar de que tiende a sobreestimar las necesidades energéticas. Esto nos permite conocer las calorías que el cuerpo necesita para mantener el peso, subirlo o bajarlo.

Si no controlamos esto, quizá nunca perdamos peso, y es el motivo por el que hay mucha frustración: «Como sano, pero no adelgazo», «Como bien y me machaco en el gimnasio, pero no pierdo peso». Sin embargo, la realidad es que, si esto sucede, de un modo u otro la persona no está en déficit calórico. Apunta: comer sano o comer bien no equivale a comer las calorías que tu cuerpo necesita. Y al contrario, puedes estar comiendo de forma saludable y lo que te falla es la otra pata: el ejercicio y el movimiento.

Si lo recuerdas, en el capítulo 2 he introducido el concepto de NEAT. Aquí está la clave. Si no nos movemos, no activaremos el gasto calórico derivado de la actividad física. Y si no entrenamos, no mejoraremos la masa muscular y esta se terminará deteriorando, con el consiguiente impacto sobre el rendimiento físico, que en última instancia hará que nos movamos menos. Muchas personas cometen el error de pensar que su adelgazamiento será exclusivamente fruto de su alimentación. No pueden estar más equivocadas. Aquí es muy importante introducir otro concepto: el flujo energético. Es muy sencillo: ¿qué preferirías, comer 1.700 kcal y gastar 1.900 o comer 1.000 y gastar 1.200? Aunque el déficit calórico sea el mismo (200 kcal), te puedo garantizar que en la práctica solo funciona lo primero.[4]

No es lo mismo intentar adelgazar con un flujo energético elevado que con uno bajo. Basar la pérdida de peso en la restricción calórica mediante la dieta terminará reduciendo el flujo energético, lo que activará respuestas compensatorias como el aumento del hambre, sobre todo emocional, y la menor motivación por la actividad física. El flujo energético también nos explica por qué algunos comiendo mucho adelgazan más que otros que tratan de comer como pajaritos.

Hacer un déficit calórico leve-moderado (200-500 kcal) comiendo el máximo volumen de comida posible nos permite lograr tres objetivos: el primero es que nos sentiremos más saciados y con más energía; el segundo es que no se parará la maquinaria de producción energética; y el tercero es que será menos probable que haya un estancamiento en la pérdida de peso, siempre y cuando exista ese déficit calórico.

Sin embargo, cuando hacemos lo contrario —comer lo mínimo posible—, poco a poco el cuerpo se va apagando. Este es el problema del déficit calórico agresivo. Sucede, por ejemplo, cuando haces una dieta de batidos, como la que hizo Mari Carmen: cambiar la comida y la cena por un batido proteico azucarado. Ella no solo probó los batidos, también las barritas, los sobres, los caldos y los purés durante meses. El resultado ya lo conocemos: subir y bajar de peso como un yoyó. La ropa cada vez le quedaba peor y sentía menos fuerza para jugar con su hijo pequeño. Si te pasa todo esto y aún no has cumplido los cuarenta años, podrás imaginar lo que te tocará cuando llegue la menopausia.

Cuando al principio introducimos tan pocas calorías, lógicamente perdemos peso. Lo que nadie o muy pocos suelen contar es lo que pasa después. Lo lógico es que se te empiece a caer el pelo, se te quiebren las uñas con facilidad, se te torne la piel cetrina y se apague el brillo de tus ojos. Te volverás irritable, tendrás más cambios de humor y tu único objetivo será llegar a casa y tirarte en el sofá porque no podrás con la vida. Por desgracia, esto no solo le pasaba a Mari Carmen, sino a miles de mujeres a las que he ayudado. La clave es alejarse de estas locuras y empezar a hacer bien el déficit calórico.

Cuando lo haces a lo burro, tras un inicio de pérdida de peso vendrá el temido estancamiento porque el cuerpo se resistirá a seguir perdiendo. En definitiva: no quiere que te suicides de forma lenta y voluntaria dejando de comer. Para ello, bloquea el adelgazamiento. Y entonces es cuando empiezan la ansiedad y la rumiación. Día a día piensas más en la comida, que inunda tu mente. Comienzas a imaginarte los platos que te prepararías y comerías con placer. Sí, esa comida prohibida. ¡Algunos incluso sueñan con comer macarrones a la boloñesa! Es muy duro y no suele terminar bien. Muchas veces, acaban con un atracón a las tantas de la madrugada.

Luego vienen la culpa y el arrepentimiento: «¿Por qué lo hice? ¿POR QUÉ?», se lamentan con amargura. Lo peor es que la culpa no es suya ni su caso es imposible, pero siempre eligen el método inadecuado. En lugar de decantarse por adelgazar con un flujo energético alto, deciden hacerlo con uno bajo que no es sostenible. Espero que ya tengas claro que no es suficiente con comer saludable y elegir bien los alimentos. El siguiente paso es saber (más o menos, sin ser un talibán) cuántas calorías consumes para ver si te estás pasando o te quedas corta.

En este punto, muchas personas cometen el error de pensar que, si no cuadran al milímetro las calorías en el plato y se desvían de los gramos exactos, lo están haciendo mal. No funciona así, por supuesto. Te aseguro que nadie engorda por un superávit energético de cincuenta, cien o doscientas calorías en días puntuales. Lo que importa es lo que hacemos en semanas, meses y años. Y aquí entra en juego la actividad física de la mano del NEAT, que es lo que más calorías (energía) nos permite gastar y, por lo tanto, cometer alguna que otra transgresión dietética que tendrá pocas o ninguna repercusión a largo plazo.

Si enfocásemos la salud desde esta perspectiva movimientocentrista, no tanto dietocentrista, estoy seguro de que nos iría mucho mejor. Pero siempre es más fácil quitar comida o cambiar un alimento por otro que pararnos a pensar en qué hábitos podemos modificar. Lo veremos más adelante, pero la falta de movimiento radica en un hábito mucho peor: la carencia de planificación y de orden en las prioridades. Por eso hay personas que todavía piensan que arreglarán el problema si dejan de cenar o se limitan a comer un yogur por la noche. Veamos por qué no es así.

El mito de «A partir de ahora no ceno, o ceno un yogur»

Esta es una de las frases que más me han repetido tanto en consulta como las personas que me escriben por las redes sociales. La idea de cenar un yogur o no cenar forma parte de una subcultura similar a la de no comer o comer poco. No es más que una forma de retirar comida de manera que no lo parezca. En definitiva, pretenden adelgazar «a lo callao». Esto es así porque asumimos que llega un punto en que cenamos y nos vamos a dormir. Sin embargo, en la práctica, los pacientes que han probado esto me suelen contar que finalmente sucede todo lo contrario.

Recuerdo el caso de Lourdes, que, entre otras dietas, había probado esta nueva vía para perder peso. La técnica es sencilla: «Llegan las ocho o las nueve de la noche, me como un yogur *light* sin grasa ni azúcar y chimpún». Es una idea estupenda. Quizá funcionara cuando no existía Netflix o las tentaciones nocturnas no estaban a golpe de clic. Me contaba que, cuando se relajaba para ver la televisión un rato por la noche, empezaban a invadirle pensamientos del tipo: «Venga, vamos, solo un heladito. Venga, ve a la nevera y come» o «Vamos, que por un día no pasa nada. No seas tonta... ¿O vas a ser tú la única que no disfrute?».

El problema que más he observado es este: no cenar, lejos de adelgazar, podría fomentar el hábito del picoteo, lo cual llevaría a engordar a largo plazo. La pregunta aquí es: ¿no sería mejor aprender a comer desde el principio para que no haya que saltarse comidas? ¿No sería mejor diseñar un estilo de vida activo para que no sea necesario recurrir a estas artimañas cortoplacistas? A Lourdes le salió el tiro por la culata, como a la gran mayoría que practica este método. Por suerte, apostó por sí misma y por un método diferente para salir de ahí, a pesar del miedo y de pensar que no podría, ya que su caso era especial. Merece la pena hablar sobre esto.

El mito de «Como es nuevo, dará resultados diferentes»

Después de lo que llevas leído, quizá pienses: «Este tío está curado de espantos». La verdad es que nunca dejamos de aprender, en especial al tratar con personas. Algo que he observado en todos los años que llevo trabajando con ellas en la pérdida de peso es que muchas creen en los métodos mágicos o milagros. Si no creen en ellos, hacen por creer. Por desgracia, las engañan tantas veces que luego no se fían ni de su sombra.

En los últimos años se han popularizado los análogos del receptor del GLP-1, unos fármacos muy efectivos para la pérdida de peso; tanto que incluso se han desabastecido las farmacias en la búsqueda de la píldora milagro para adelgazar sin esfuerzo y sin cambiar de hábitos. Lo cierto es que estos fármacos no tienen grandes efectos secundarios, son bastante seguros. Su mecanismo principal para adelgazar es bloquear el apetito en el cerebro. Cuando los toman, muchos pacientes refieren una reducción de la ansiedad por el picoteo. Correcto, es lo que suele pasar.

Pero debemos tener en cuenta que los análogos del GLP-1 no te enseñan a comer, solo te quitan el hambre. Es como aprobar un examen porque te soplan las respuestas: pasas la prueba, pero no aprendes nada. Sin educación nutricional, el rebote está servido. Otro de los efectos secundarios poco divulgados, pero no por ello menos existente, es la pérdida de masa muscular. Según datos de los principales ensayos clínicos con análogos del GLP-1, hasta un 40-60 % del peso perdido podría ser masa libre de grasa,[5] todo lo contrario a lo que queremos perder. ¿Cómo te quedas al saber que, de los veinte kilos que has perdido a base de pinchazos, ocho son de músculo?

Si no comes y no has adquirido el hábito del ejercicio de fuerza, ¿qué crees que pasará? La masa muscular nos sale cara. Necesitamos energía para soportarla y mantenerla. Si no la usamos, la perdemos. Este proceso podría acelerarse con estos fármacos, ya que reducen mucho la ingesta calórica. Puedes comer menos, pero no necesariamente mejor, ya que quizá no incorpores la cantidad de calorías, proteínas, fibra, minerales y micronutrientes que tu cuerpo necesita. Y ten claro que, si estos fármacos funcionan, es por el mero hecho de que al final comes menos. Punto.

Por eso adelgazan. No hay más. Tienen el mismo objetivo que los batidos sustitutivos, los sobres de polvos, las barritas, las dietas, las cirugías, las pastillas o los suplementos: que comas menos sin que lo notes. Fin. Y ya vimos lo que pasaba por hacer esto. Cuando se suspende el uso de estos fármacos, se vuelve a engordar, con efecto rebote incluido. Es decir, ganas más peso del que tenías. Por eso se recomienda usarlos de manera crónica. Lo cierto es que aún no sabemos lo que puede pasar por consumirlos siempre.

Apuesto a que se reducirá la obesidad en edades avanzadas; sin embargo, considero que tendremos otros problemas derivados de la falta de ejercicio y movimiento. Puede que haya más problemas articulares, artrosis, osteoporosis, sarcopenia y falta de movilidad que incluso llegue a la discapacidad física. Quizá, conforme pase el tiempo y más personas lo tomen, pasaremos de una enfermedad de la grasa (obesidad) a una osteomuscular. Es solo una predicción personal, no una afirmación absoluta, que conste. Puedo estar equivocado (o no). El tiempo lo dirá.

Como cierre a este apartado, me gustaría decir que lo nuevo suele ser bueno. Pero lo bueno no siempre es lo mejor. A veces es marketing disfrazado de ciencia. Para el público general, todo lo que se ponga una bata, salga de un laboratorio y tenga estudios a sus espaldas tiene mayor credibilidad. Eso es así. Pero ojo, que muchas veces es cierto, pero otras no. Estos fármacos funcionan y ofrecen grandes resultados a nivel cardiovascular, pero no debemos olvidar el contexto. Lo nuevo no tiene por qué otorgar resultados diferentes. Como decía creo que Einstein, los resultados diferentes proceden de HACER cosas diferentes, no de decir que las vas a hacer.

Quizá en tu cabeza resuene aquello de «Mi caso es imposible, ya lo he probado todo». No, tu caso no es imposible. Solo has hecho lo mismo (comer poco) siguiendo infinidad de métodos. Solo has paseado el mismo perro con distinto collar. O, como diría Séneca, el filósofo estoico: «El barco atrapado en la tormenta no ha hecho un gran viaje, solo ha dado muchas vueltas». No quiero que pienses que estoy en contra de lo nuevo o de los avances farmacológicos. No es así. Estoy a favor de que, quien lo necesite, eche mano de estos fármacos, pero con coherencia y sensatez. Y siempre siguiendo un programa de cambio de hábitos, como el mío o cualquier otro, con seguimiento y acompañamiento profesional. Si no, nunca funcionará nada a largo plazo.

El mito de «No como grasas ni fritos, pero engordo»

Esta es la frase más archirrepetida en mi consulta: «¡Doctor, no entiendo por qué engordo, si no como grasas ni fritos!». Como si la grasa o las frituras fuesen lo único que hiciera engordar... Esta afirmación parte de un error de concepto. Lo que nos hace engordar no son alimentos concretos.

Si quieres, haz la prueba: pasa una semana entera comiendo una pizza al día. Solo eso. Una pizza puede contener entre 1.200 y 1.500 kcal (según los ingredientes, claro). Si solo comes eso durante una semana, nada más, durante el día, casi te puedo garantizar que vas a adelgazar. Otra cosa es que tus resultados de salud sean muy malos, pero adelgazar, seguro, porque probablemente estarás en déficit calórico. Es decir, comerás menos que lo que tu cuerpo gaste.

La ingesta de energía puede venir de la pizza, de la carne, del pescado, del plato de cocido o del yogur con fruta. Lo que engorda no es comer el alimento que engorda, sino seguir un estilo de vida que facilite la incorporación de calorías (a partir de TODOS los alimentos existentes en la faz de la tierra) y el nulo gasto energético (sedentarismo). Hasta que esto no se entienda, nos pasaremos la vida saltando de dieta en dieta prohibiendo unas veces un alimento y otras, otro. Es típico en muchas mujeres hacer dietas sin grasa en las que les digan que no se les ocurra añadir aceite a las comidas, todo al vapor y, por supuesto, nada de frutos secos, aguacate, lácteos u otro alimento con grasa: «Come huevo, pero sin la yema».

Lo peor es que son estas mismas personas las que luego, por la tarde, en un maratón de televisión, se comen un paquete de medio kilo de pipas. Más de una me lo ha confesado. Da igual que no comas fritos o grasas, o hagas la dieta más estricta del mundo, si sigues engordando a largo plazo, por algún lado se te está yendo la ingesta. Y, por supuesto, el gasto es nulo o muy bajo en un gran porcentaje de las ocasiones.

Después de tanto tiempo trabajando con este tipo de pacientes, me doy cuenta de algo que está científicamente documentado: siempre tendemos a subestimar lo que comemos y a sobreestimar la cantidad de actividad física que hacemos.[6] El primer paso para salir de ahí es contarnos la verdad. Tomemos métricas. Veamos dónde fallamos. Lo que no se mide, no se puede mejorar. Lo que no se mide, no existe. Después de tantas dietas a sus espaldas prohibiendo alimentos, muchas llegan a la conclusión de que deben tener una adicción al azúcar.

El mito de «Tengo adicción al azúcar»

Tras tantos fracasos y tanta ansiedad acumulada que solo calman con la comida, estas mujeres llegan a pensar que el problema está en ellas. Pero no que no han seguido los métodos correctos, sino que el problema está en ellas a nivel genético o neurobioquímico. Y entonces comienzan a pensar que son «adictas al azúcar». Esta frase contiene dos mitos en uno:

1.º El azúcar engorda por sí solo, lo cual es falso.

2.º El azúcar genera adicción, lo cual también es incorrecto.

Comencemos por el principio: el azúcar no engorda. La cucharadita de azúcar que le añadimos al café puede contener, como máximo, unos 5 g, unas 20 kcal (1 g de hidrato de carbono contiene unas 4 kcal). A estas alturas del libro..., ¿piensas que alguien engorda de forma relevante por 20 kcal de superávit energético? Es imposible. Tecleando en el ordenador ya gastas las calorías que te puede aportar un terrón de azúcar. Por ello nunca será el responsable de que engordes. El contexto importa más que el alimento.

El mito de que el azúcar engorda quizá proceda de la magnificación que ha tenido como parte constitutiva de los ultraprocesados, causa científicamente probada de obesidad. Estoy hablando de galletas, dulces, bollos, refrescos, chucherías, zumos industriales, salsas, patatas fritas, quicos, salados, etc. Todo esto SÍ que se asocia con la obesidad. Muchos contienen azúcar, pero no solo eso. La grasa también forma parte de su composición, en ocasiones incluso más que el azúcar. Tampoco podemos dejar atrás su alto contenido en sal (sodio) y otros ingredientes poco recomendables.

Estos ultraprocesados son alimentos hiperpalatables, es decir, están muy ricos, pero han demostrado empeorar la percepción de los sabores de la comida real, alterar los mecanismos de hambre-saciedad y, sobre todo, activar los circuitos de recompensa cerebral, los famosos *bliss-points* o puntos de la felicidad. Por tanto, es muy tentador caer en su consumo cuando sentimos ansiedad o nos queremos quitar un mal rollo de encima. También se conocen como «comida reconfortante», ya que tienen la capacidad de anestesiar las emociones durante unos instantes. El problema es que luego la ansiedad vuelve con todo su esplendor. Se generan así dos problemas: la ansiedad, que no se va, y la obesidad resultante.

Estos productos de la industria alimentaria son los que se asocian con la obesidad, no el azúcar. Por este mismo razonamiento, las manzanas o las naranjas deberían engordar, ya que también contienen azúcar y, obviamente, eso es falso. Las frutas contienen fibra y micronutrientes, es decir, tienen una alta densidad nutricional y aportan mucha saciedad, lo cual facilita el déficit calórico. Los ultraprocesados contienen muchas calorías y pocos nutrientes, es decir, una baja densidad nutricional con un alto índice energético. En resumen:

- Los ultraprocesados sacian muy poco y, por tanto, hacen que queramos comer más.
- Cualquier ultraprocesado que entra en la alimentación desplaza a otro alimento más saciante, y eso, en última instancia, nos lleva a comer más.

- Los ultraprocesados pueden aliviar las emociones negativas a corto plazo porque activan circuitos de recompensa (sobre todo en el núcleo *accumbens*).
- Si la persona aprende a gestionar el estrés y la ansiedad comiendo, con el paso del tiempo la conducta tiende a reforzarse.

Como el azúcar forma parte de los ultraprocesados, mucha gente afirma que genera adicción. Algunos incluso dicen que es más adictivo que la cocaína. Pero la realidad dista mucho de la ficción. ¿O acaso te comes el azúcar a cucharadas? En un atracón, ¿pelas las patatas y te las comes? Nadie hace eso. Cuando comemos emocionalmente, elegimos comida prefabricada con una mezcla de ingredientes concretos que se saltan los mecanismos de hambre-saciedad. Lo que genera la sensación de recompensa no es solo el azúcar, sino la mezcla con grasa y sal.

Y esa sensación no tiene nada que ver con la adicción a otras drogas como los opiáceos o la cocaína. Con algunas sustancias existe un impulso tal por el consumo que puede llevar a la delincuencia. Pero nunca he visto a nadie atracar una tienda para robar bollos de chocolate. Además, los ultraprocesados, aunque actúan sobre los mecanismos cerebrales de recompensa, no parecen hacerlo como estas drogas. Es decir, no se ha demostrado que generen las mismas neuroadaptaciones.

Por eso la comunidad científica ha puesto la expresión «adicción por la comida» en tela de juicio.[7] Otros autores, como Ashley Gearhart, hablan más de «adicción por comer» (*eating addiction*) que de «adicción por la comida» (*food addiction*). De hecho, esto cuadra con lo que más de una paciente me dice en consulta: «Me como lo primero que pillo». Por tanto, la ingesta alimentaria emocional no puede ser la adicción a un único alimento. Si cuando te entra la ansiedad quieres comer y encuentras queso, te lo comes. Si encuentras fuet, te lo comes. No tiene por qué ser azúcar. El hambre emocional va más allá. No se trata del azúcar, sino de un hábito automático.

Otro argumento en contra de que genere adicción es que en los manuales diagnósticos de psiquiatría no se describe el término «adicción por la comida» como una entidad real. Más bien se reconocen los ultraprocesados como favorecedores de los trastornos de la conducta alimentaria. Es diferente.

En muchas ocasiones, la adicción implica la pérdida de la funcionalidad del sujeto. Sin embargo, los ultraprocesados no tienen por qué causarla. La persona puede ser independiente, tener su trabajo y llevar adelante una familia. Comer ultraprocesados no la convierte en una adicta, sino en alguien que ha aprendido a manejar sus emociones de forma inadecuada. Es más, conozco a muchas personas con grandes carreras, que ganan mucho dinero, muy inteligentes y superbuenas que han tenido la mala fortuna de mantener esta mala relación con la comida. No son adictas, y todos podemos tener amigos a los que les pase esto.

En resumen, el problema no es el azúcar, sino alimentarnos de forma emocional a base de ultraprocesados cuando nos sentimos mal. Según la evidencia científica, no podemos afirmar que generen adicción, sino que podrían modificar negativamente la conducta alimentaria de personas predispuestas y con un mal manejo del estrés. El control de la alimentación emocional y el estrés lo abordaremos en «El mito de "Me mata la ansiedad"». Como anticipo en *Maldito azúcar*, no se trata de fuerza de voluntad, sino de estrategia. Créeme, se puede.

El mito de los carbohidratos nocturnos

Imagínate que vas a una barbacoa el domingo. Tu cuñado se está poniendo hasta arriba de cerveza y, con un bocadillo de morcilla en la mano, te dice orgulloso: «Me estoy cuidando más, he dejado de comer pan de noche. He leído que a esas horas engorda. Ahora ceno un yogur bífidus, que el otro día vi en una revista que a los famosos les funciona». Ya sabes que la segunda frase es falsa, como hemos analizado, pero aún sigue vivo el mito de que los carbohidratos engordan por la noche.

Tenemos la falsa concepción de que el metabolismo funciona como el interruptor del salón: enciende y apaga, y no es así. No existe una hora predefinida a la que el metabolismo se apague y otra a la que se encienda. A pesar de ello, hay acciones que elevan el metabolismo (ejercicio y movimiento) y otras que lo reducen (sedentarismo). Una vez comprendemos esto, los carbohidratos tienen la misma capacidad de que engordes (o adelgaces) a cualquier hora del día. Lo que importa es que el global de tu alimentación te permita o no entrar en déficit calórico. Eso es lo que posibilitará el adelgazamiento, no otra cosa.

Otro error que cometemos es culpabilizar a todos los carbohidratos por igual, como si fuera lo mismo comerse una patata, un melón o un bol de cereales de chocolate. No tienen nada que ver. El que lo explica todo es el concepto de matriz alimentaria. Los carbohidratos que comemos y que están naturalmente presentes en los alimentos no van solos. Se acompañan de fibra, un tipo de carbohidrato que no es absorbible; vitaminas; minerales, y otros compuestos antioxidantes. Es muy relevante en las frutas, las verduras, las legumbres, los tubérculos y los cereales integrales, alimentos que a todas luces podemos considerar saludables y deseables dentro de un plan de alimentación.

Estos alimentos poseen esa matriz alimentaria, los ultraprocesados no. Llevan carbohidratos, la mayoría azúcares simples, a pelo, sin otros nutrientes importantes, lo que hace que tendamos a comer más, ya que se absorben más rápido, elevan la glucosa mucho más y pueden generar un efecto que conocemos como «hipoglucemia reactiva».

Cuando comemos carbohidratos, el páncreas libera insulina. Si lo hace de forma normal, no pasa nada: la glucosa vuelve al punto de partida al poco tiempo. Sin embargo, cuando esta liberación de insulina se produce de forma precipitada y le sumamos un componente de resistencia a ella, se puede precipitar una hipoglucemia falsa que puede ocasionar síntomas. Aunque casi nunca se alcancen valores de hipoglucemia real (inferiores a 54 mg/dl en un sujeto sin diabetes), los síntomas pueden serlo. Numerosos estudios sostienen que estas hipoglucemias reactivas podrían aumentar y fomentar el hábito del picoteo para elevar de nuevo la glucosa a niveles normales.[8]

Un ejemplo puede ser cuando nos comemos una palmera de chocolate y de pronto se nos va la glucosa a 200 mg/dl. A mí me pasó cuando me puse un sensor de glucosa como prueba. A los pocos minutos volvía a tener la glucemia normal. No salí de rango (más de 140 mg/dl) ni siquiera dos minutos. A pesar de que mucha gente que lea esto pueda entrar en pánico, es una respuesta fisiológica normal cuando comemos este tipo de producto. De hecho, un metabolismo sano bajaría muy rápido la glucosa con una mínima producción de insulina. Esto es ser sensible. Lo contrario es producir mucha para la misma cantidad de glucosa: resistencia a la insulina.

Cuando sucede lo segundo, surgen estas hipoglucemias reactivas, muchas veces con síntomas asociados. Puede aparecer sensación de mareo, visión borrosa, la necesidad de consumir azúcar rápido para equilibrar, hambre constante, malestar general, falta de concentración, etc. Estos síntomas surgen no solo porque la glucosa haya bajado a nivel de hipoglucemia, sino por la brusquedad con la que se produce en un metabolismo insulinorresistente.

Volviendo a mi caso, si mi páncreas libera una cantidad de insulina concreta para hacerme bajar la glucemia a 80 mg/dl, en un sujeto con obesidad se puede producir varias veces más cantidad de insulina que al final le puedan llevar a 60 mg/dl o incluso menos, y desencadenar síntomas como los descritos. Este es otro de los problemas poco divulgados que conlleva la ingesta continua de ultraprocesados. De forma paradójica, provoca un mayor consumo porque necesitas incorporar azúcar rápido para recuperarte. La pescadilla que se muerde la cola.

Por último, para desterrar el mito de que los carbohidratos nos hacen engordar por la noche, te contaré algo que muchos no saben. A partir de ahora, tú sí. Los carbohidratos pueden ayudarte a mejorar el descanso nocturno. Esto se debe a que, cuando los comemos, la elevación de la insulina ayuda a desplazar más cantidad de triptófano al cerebro. Cuando llega ahí, este aminoácido puede convertirse en 5-hidroxitriptamina, que después se transforma en melatonina, la hormona del sueño. Si somos capaces de producir más de forma natural, podremos relajarnos e inducir así un mejor descanso. Y todos sabemos que dormir mejor facilita la pérdida de peso, reduce el estrés y ayuda a mantener a raya el hambre emocional. ¡Punto positivo para los carbohidratos!

El mito de «Hay que engañar al estómago»

Este es un clásico. Muchas personas creen que, picoteando, pueden timar a sus mecanismos de hambre y saciedad. Al final, siguiendo este postulado, acabarán comiendo menos. Sobre la base, podría parecer correcto. Sabemos que el estómago es un órgano que no solo sirve para almacenar la comida que ingerimos mientras se digiere. Podríamos concebirlo también como un órgano endocrino.

El estómago produce una hormona llamada «gastrina» que se encarga de activar las células parietales. Gracias a ello se libera ácido clorhídrico, fundamental para digerir los alimentos. Pero la cosa no acaba ahí. El estómago produce otra hormona que ha ganado mucha fama, la grelina, conocida como la «hormona del hambre». Sus niveles aumentan de forma anticipatoria antes de las comidas y envían señales al cerebro, que despiertan el apetito. Seguro que alguna vez has tenido la sensación de hambre intensa, casi desesperante; en parte, la grelina está detrás de ese aviso.

Por suerte, esta hormona no tiene un efecto muy prolongado. Se calcula que a los veinte o treinta minutos deja de tener ese efecto tan puntiagudo, debido a que influyen otros mecanismos reguladores del apetito. Por ello, cuando sentimos hambre real, esta es bastante modulable y suele ser progresiva. Esto se contrapone con el hambre emocional, que es instantánea y hace que te apetezcan alimentos ultraprocesados. De hecho, una buena regla para saber si tienes hambre de verdad o no es preguntarte: «¿Ahora me comería un puré de calabaza y un trozo de pollo con patatas panaderas?». Si la respuesta es que no y lo que quieres comerte es un paquete de galletas, no tienes hambre real.

Por tanto, la grelina se encarga de regular este proceso. Cuando comemos y el estómago se llena, se activan una serie de mecanorreceptores. A medida que se distiende, mandan una señal al cerebro de que el estómago se está hinchando como un globo. Gracias a ello, interpreta que estás comiendo e ingiriendo energía. Por lo tanto, bloqueará el apetito para que no sigas comiendo. Sin embargo, este sistema hormonal y fisiológico puede ser hackeado a través de algunas estrategias.

El problema es que, cuando tratamos de engañar al estómago, lo hacemos con tácticas que, por lo general, no funcionan o son ineficientes. Cuando tratamos de picotear y añadir alimentos poco saciantes, al final nos incitamos a comer más. Sin embargo, si lo engañamos con alimentos ricos en fibra y proteína, podría funcionar. Pero son pocos los que a media mañana o media tarde se toman un yogur con fruta, y muchos los que consumen galletas sin azúcar o aptas para diabéticos.

Ya hemos hablado del ayuno intermitente y de sus potenciales riesgos, pero, si se hace bien, nos ofrece una gran enseñanza: no hace falta engañar al estómago. La saciedad es la clave. Y no se consigue incorporando comida constantemente, como sostiene la teoría de las cinco comidas o el comer cada tres horas. La saciedad se consigue seleccionando bien los alimentos y teniendo algo que hacer en la vida.

Sin ir más lejos, el otro día tuvimos una clase muy interesante dentro de mi programa, la Academia de Diabetes Online.

Una de mis pacientes, Rosa, me contó que, cuando llegaba a casa del trabajo, se sentía con mucha ansiedad y tristeza, y que lo único que era capaz de calmarla era comerse una bolsa de cruasanes. Le pregunté si eso le pasaba siempre, y me contestó que sí. Entonces le propuse: «Oye, Rosa, ¿y qué tal si, cuando sales del trabajo, en lugar de ir directa a casa te apuntas a algo que te haga ilusión?». Se quedó muda, no sabía qué decirme. ¿Una afición? Pero ¿estás loco? ¡Somos adultos! ¿Qué haces recomendando aficiones?

A Rosa le encantaba bailar, de joven lo hacía, pero con eso de «Ya soy mayor y tengo otras responsabilidades» se le había olvidado algo muy importante en la vida: disfrutar. Cuando crecemos, nos da la neura esa de que «La vida me la tengo que tomar en serio». Y sí, está claro, hay cosas que requieren sensatez, pero si vives en la seriedad constante y te olvidas de tus momentos de goce, quizá te amargues la vida. Cuando me puse a reflexionar con ella sobre la importancia de disfrutar de las cosas, poco a poco se le fue cambiando la cara. ¡Tenía sentido!

El hambre emocional ataca cuando estamos muy estresados o muy aburridos. La clave no es tanto comer para engañar al estómago, sino aprender a comer y ocupar ese tiempo en realizar actividades significativas para ti. Por ejemplo, mientras escribo estas líneas estoy pensando, concentrado, fluyendo, tratando de conectar ideas y disfrutando mientras lo hago. De hecho, incluso llega un punto que se me olvida que debo comer. Ya me pasaba cuando estudiaba mis materias favoritas en la facultad de Medicina o cuando echo una pachanga de fútbol o pádel. Mihály Csíkszentmihályi definió esta búsqueda de la experiencia óptima como «estar en flujo» o «estar en la zona». Aquí es poco probable que el hambre emocional hinque el diente.

Otra solución que proponen los defensores de que hay que engañar al estómago es que, cuando tengamos ansiedad por comer o hambre emocional, debemos elegir una fruta o llevarnos algo a la boca. Si bien es cierto que comer fruta o frutos secos es mejor que comerse una caja de dónuts, el comportamiento sigue siendo una estupidez. No vamos a desaburrirnos o desestresarnos comiendo, ya sea una manzana o un trozo de pizza. Comer para resolver problemas es en sí irracional, comas lo que comas. Ni mucho ni poco. Ni sano ni perjudicial. La clave es aprender a comer y usar la comida para alimentarnos y estar sanos, no para resolver problemas.

En resumen, si sabes comer, eliges comida saciante, nutritiva, y a todo esto le sumas que dedicas el tiempo a algo con significado para ti, es muy poco probable que adquieras el hábito del picoteo o que tengas que engañar al estómago continuamente. Si de vez en cuando practicas el ayuno intermitente (pero bien hecho, por favor), te darás cuenta de que nadie se muere por pasar un poco de hambre y que, tal y como viene, se va. Hay muchas mujeres que me comentan que han dejado de percibir las señales reales de hambre y desconocen cuándo la tienen y cuándo no. No se trata de engañar al estómago o al cuerpo, sino de reconectar con él.

El mito del día libre y el efecto «fin de semana»

Durante estos años trabajando con personas que quieren adelgazar he visto de todo. Algo curioso es un fenómeno que se produce los fines de semana. Existen dos posturas al respecto: muchos dicen que el fin de semana es para tomárselo de *chill* y descansar, y otros ansían que llegue el sábado: su *cheat day* (día trampa). Y puedo asegurarte que ambas terminan en fracaso absoluto respecto a la pérdida de peso.

Como siempre digo, el problema no es el hecho de querer perder peso, un deseo lícito y legítimo, sino la mentalidad desde la que queremos hacerlo. Por lo general, buscamos el efecto, pero no abrazamos la causa. Deseamos los resultados, pero no queremos pasar por el proceso. Queremos estar delgados sin hacer lo que hacen los que están en forma. Y eso es un error. No se trata de sufrir, machacarse, sacrificarse o arder en el inframundo. Si has leído hasta aquí, ya sabrás que nunca enfoco así las pérdidas de peso. Al contrario, debe hacerse con sensatez y flexibilidad.

Como vemos, ambas posturas de fin de semana son extremas. De lunes a viernes me restrinjo a base de pollo con brócoli y el sábado me inflo en la barbacoa o el botellón. No es más que la versión *lite* de «Tres meses estoy a dieta y seis meses no». Es lo mismo. Rachas de motivación, tramos de desesperación. Arrancadas de caballo, paradas de burro. Y así siempre, perseverando en la carrera de la rata. Nos debemos mucho más respeto, no maltratarnos de esa forma.

Todo el mundo puede salir a comer fuera el fin de semana. Todos podemos ir de barbacoa o beber una copa de vez en cuando. No pasa nada. Pero debemos aplicar el antídoto para el venenoso efecto «fin de semana»: la mentalidad de control de daños. Este concepto procede de un tipo de cirugía llamada así, «control de daños». Se trata de operar al paciente en fases en lugar de hacerlo de una sola vez. Es muy habitual verlo en situaciones de politraumatismos: primero operan los órganos vitales y después van avanzando hacia zonas menos urgentes. Paso a paso.

Tener la mentalidad de «Ahora me restrinjo» versus «Ahora barra libre» es como dejar de operar a ese paciente porque no se puede hacer todo de una vez. Como no voy a sacar un diez, no me presento al examen. Lo peor es que nunca busco que mis pacientes saquen un diez, nadie lo hace. Es mejor sacar un seis y medio o un siete de forma habitual que un diez una sola vez para luego empezar a suspender. No nos hagamos trampas al solitario. Además, hoy sabemos que en un fin de semana podemos echar por tierra todo el déficit calórico acumulado durante la semana. Es decir, cargarnos en un día lo logrado en cinco.

Por lo tanto, es mucho mejor que de lunes a viernes no te hagas la doña perfecta y seas más flexible. Permítete algún lujo. No te machaques si no lo haces todo bien a la primera. Estás aprendiendo. Perdónate y aprende de ello. De esta forma, cuando llegue el fin de semana, no devorarás esas hamburguesas con gula. Serás capaz de moderar el deseo. Ya sabes que no están prohibidas para siempre. Ya no te posee ese efecto «última vez». De este modo, cuando llegue el sábado, serás capaz de beberte una cerveza y una Coca-Cola Zero en lugar de seis copas y siete tapas. El impulso que no se domina al inicio te controla para siempre. Aprende a valorar tu día disfrutando de la comida y nunca desearás que llegue el mañana con el efecto «fin de semana».

El mito de «O me pongo en serio o no me pongo» y el efecto «enero-septiembre»

Esta es otra frase mítica que me han dicho infinidad de veces en consulta. Yo creo que está mal entendida y que tiene un trasfondo de buena voluntad, pues se utiliza como excusa para no actuar. A todos nos han dicho de pequeños eso de «Las cosas o se hacen bien o no se hacen». Y es correcto que suele funcionar en el ámbito de los estudios y el trabajo…

Está claro que es mejor trabajar con un cliente que se compromete y nos valora que con uno que es un pesado de manual. El primero nos suma; el segundo nos drena tiempo y energía para luego acabar insatisfecho. En este caso, la frase anterior se aplicaría de lleno. En los estudios pasa un poco igual: podemos decidir que, si no tengo posibilidades en una oposición o no la puedo estudiar en condiciones, ¿para qué invertir tiempo en eso si puedo hacer algo que me ofrezca más retorno? Estos planteamientos, desde mi punto de vista, son correctos y aceptables.

Pero este principio se ha pervertido en el mundo de la salud. Ahí, el todo o nada no sirve. Si queremos perder peso, no podemos utilizar este modelo porque los hábitos son acciones que haremos a diario. En los estudios, podemos decidir qué temas estudiar y cuáles no. Si nos referimos al trabajo, podemos determinar con qué clientes queremos trabajar y con cuáles no.

Sin embargo, no podemos hacer lo mismo con la alimentación. Comeremos obligatoriamente, queramos o no. Todos los santos días. En la circulación de la sangre tampoco podemos decidir: mientras sigamos vivos, el corazón latirá. Cada día. Si no hacemos ejercicio, tarde o temprano acabará enfermando. Tampoco discutiremos con el sueño: dormimos, en principio, todos los días.

Con los hábitos no vale eso de «Me pongo en serio o no me pongo». Siempre te pones, pero, si eliges la opción por defecto, te pondrás mal. Por lo tanto, no puede existir esa sentencia de «O en serio o nada». Es una falacia por definición. Lo que sí puede existir es «Lo hago razonablemente bien, regular o rematadamente mal». Si eliges no ponerte, sí que te pondrás. Seguirás comiendo. Seguirás durmiendo. Seguirás moviéndote; aunque poco, lo seguirás haciendo.

Quieras o no, integrarás los hábitos. No es como ese cliente al que vas a despedir y no te lo encontrarás más. No es como una maleta que se olvida en el aeropuerto. No es un paquete que envías y no vuelve. Los hábitos no funcionan de ese modo: siempre te acompañarán. Por lo tanto, la opción de no ponerte no está disponible. La traducción real es ponerte mal. Y ponerte mal significa enfermar a largo plazo. Es la opción por defecto. Si no cuidas de tu salud, eliges cuidar de tu enfermedad. Es así. Punto.

Debido a este pensamiento erróneo surge el efecto «enero-septiembre». Pregunta en cualquier gimnasio, centro de *fitness* o consulta de nutrición. Los picos de más audiencia siempre se dan en enero y septiembre. No falla. Y, los que menos, en junio, julio y agosto. Esto es así porque tenemos la ingenua creencia de que hay momentos para ponerse y momentos para no ponerse. Y esto degenera en rachas de «Estoy a dieta» y fases de «Lo tiro todo por la borda». Por suerte, hay un antídoto que pocos aplican: la mentalidad «Todo o algo». Si bien no podemos esquivar los hábitos porque siempre van a trabajar a favor o en contra de nosotros, podemos modularlos.

«Todo o algo» es un pensamiento muy potente porque te ofrece el poder de decidir si quieres cuidar tus hábitos al cien por cien o si lo vas a hacer en un porcentaje más pequeño. Por ejemplo, supón que no puedes comenzar a comer saludable de un día para otro. ¿Qué tal empezar solo por el desayuno? No podemos hacerlo todo perfecto, pero sí en un 30 %. Quizá el problema sea con el ejercicio. ¿No has podido hacer tu entrenamiento completo? Haz la mitad de las series. Hacer «Todo o algo» ayuda a llegar más lejos y más rápido que el «Todo o nada», que te mantiene en el autoengaño. «Todo o algo» te pone en marcha. Tú decides.

El mito de «No tengo tiempo»

Esta frase podría cambiarse por «No es mi prioridad». Todos tenemos las mismas veinticuatro horas en un día, pero pocos saben aprovecharlas de forma consciente. «No tengo tiempo» equivale a decir «No tengo vida». Por lo tanto, la diferencia no está en el tiempo, sino en qué lo dedicamos. Es muy típico que esta frase venga acompañada del clásico «Estoy todo el día que no paro». Claro, vas todo el día como pollo sin cabeza, sin rumbo ni dirección.

Lo que no se planifica no se hace. El tiempo para lo importante no viene de la nada. Requiere pensar en qué se va a dedicar ese tiempo. Y pensar suele doler; es más fácil dejarse llevar por la rutina y la inercia. Es incómodo auditar tus días y ver que has malgastado dos horas viendo programas televisivos que no te aportan nada. Es duro darte cuenta de que la última media hora la has pasado viendo memes de gatitos mientras estabas sentado en la taza del váter. Molesta ver que se te ha pasado el día y eso que ibas a hacer al final no lo has hecho. Lo has procrastinado. Te has dicho y redicho que lo harías al final del día. Cuando esa promesa no se cumple, tu autoestima se va haciendo pedacitos con cada una de tus mentiras descaradas. ¿Cómo vas a quererte, si siempre rompes los compromisos contigo? Es imposible querer a alguien que no para de traicionarte. Y ese alguien eres tú. Por eso, para tapar toda esa capa de fango, nos escapamos con la manida frase de «No tengo tiempo». Es cierto, quizá no tengas tiempo, pero no haces nada por buscarlo. No estás dispuesta a renunciar a aquello que sabes que no es bueno para ti. Todos tenemos un tiempo limitado. No podemos decir que sí a todo. Nos tiene que quedar tiempo para decir que sí a lo importante.

Si tanto se te llena la boca con eso de que «La salud es lo más importante», comienza por demostrártelo. Levántate a la hora que has dicho que te vas a despertar y acuéstate de la misma forma. Si te has propuesto hacer ejercicio los lunes a las seis, hazlo. Si has planificado que el domingo te dejarás preparada la comida de la semana para no sucumbir a la pereza del momento, hazlo. Si has decidido que a partir de las ocho de la tarde desconectarás del correo electrónico y saldrás a pasear escuchando música, hazlo. No existe mayor prueba de amor propio que cumplir tus propias promesas. Si un día fallas, perdónate. Al día siguiente, levántate. No vuelvas a decir que no tienes tiempo. Mejor usa esto: «Aún no he aprendido a gestionar el tiempo, pero, a base de planificar y ejecutar, lo haré cada vez mejor».

Existen dos normas, conocidas como «Normas del abuelo Rafael», que me aplico a rajatabla y me sirven para no abandonar jamás. Las aprendí del psicólogo Rafael Santandreu, incluidas en su libro *No hagas montañas de granos de arena*, entre otras de sus obras.[9] Son solo dos. Si te las aplicas, superarás al 99 % de la gente en lo que te dé la gana:

- Lo que empiezo, lo termino.
- Lo que dije que iba a hacer, lo hago.

Fin. No necesitas nada más. Solo cumplirlo, aunque no sea perfecto. Pero es que nunca lo será. Mejor terminar algo de forma imperfecta que ni siquiera empezarlo. Mejor hacer algo de forma imperfecta que nunca hacerlo. Y así con todo.

El mito de «Retengo líquidos»

Muchas mujeres me plantean que su problema de sobrepeso quizá se deba a la retención de líquidos. Antes de abordar esta cuestión, les pregunto: «¿Se te han hinchado las piernas?». Muchas me dicen que a veces sí, pero luego, cuando se las palpo para ver el signo de la fóvea, sale negativo. Otras me aseguran que los anillos les quedan cada vez más pequeños, pero que a lo largo del día se les va pasando.

La retención de líquidos se asocia a una enfermedad que hemos visto antes, la insuficiencia cardiaca, aunque puede aparecer en otras, como la cirrosis hepática o en algunas enfermedades renales. Cuando tenemos problemas con la circulación de la sangre, esta se queda en las partes inferiores del cuerpo porque no puede circular de vuelta hacia arriba. Esto genera inflamación en las piernas: si pones el dedo encima, la piel se hunde generando como un hoyuelo, lo que se conoce como «signo de la fóvea». Si está presente, es un indicador de insuficiencia cardiaca.

La mayoría de las mujeres de entre cuarenta y cincuenta años que veo en consulta no tienen insuficiencia cardiaca. Es cierto que algunas presentan signos de insuficiencia venosa en la piel, pero no suelen tener una retención de líquidos que las obligue a tomar diuréticos para reducir volumen. Como hemos visto, la insuficiencia cardiaca genera falta de aire o disnea, dificultad para respirar. Aunque te parezca lo contrario, el problema de la obesidad no se basa en la retención de líquidos, sino en un desequilibrio entre las calorías que ingieres y las que gastas, siendo las segundas muy inferiores a las primeras.

El mito de «Me mata la ansiedad»

Muchas mujeres me comentan que les puede la ansiedad. Cuando sienten «la cosa mala», tienen que levantarse (ya sea por la tarde o de noche), abrir la despensa o la nevera y comer sin parar. Han asociado que su malestar se va comiendo y que así debe ser. No hay otra forma de frenarlo o controlarlo. Nada más lejos de la realidad. Durante todo este tiempo trabajando con ellas, he constatado el siguiente hecho que puede aplicarse a la mayoría de los casos, excluyendo los trastornos de la conducta alimentaria severos:

- **Un 80 % de la ansiedad por comer se elimina única y exclusivamente empezando a comer de todo,** sin restringir ni prohibir alimentos. Cuando la mujer comienza a disfrutar de la comida y del día al tiempo que ve que va perdiendo peso, le explota la cabeza. Eso quita mucha ansiedad, porque ya no se expone al peligroso efecto «última vez», sino que acaba de un plumazo con muchos de los mitos y las creencias de su mente.
- **El 20 % restante se elimina con tiempo y repetición.** Cuando una mujer quiere entrar en nuestro programa, siempre le comento lo mismo: «La ansiedad por comer no se te irá de un día para otro, pero poco a poco reducirá su frecuencia». De este modo, si antes se levantaba a comer de noche tres veces cada semana, progresivamente lo hará dos, luego una y, al cabo de unos meses, dejará de hacerlo. Su cerebro se dará cuenta de que es una soberana tontería y verá que no lo necesita.

El método para conseguirlo no es tan complicado como puede parecer, pero debemos empezar por tener una buena estructura. Sin unos buenos cimientos, la casa se cae al suelo, como un castillo de naipes. La base es siempre la misma:

1. Come sano la mayor parte del tiempo.
2. Permítete salir del plan para luego volver a él.
3. Entrena la fuerza y muévete.
4. Gestiona tu tiempo para crear buenos hábitos.

5. Rodéate de gente que te apoye mientras reduces el tiempo que pasas con personas tóxicas.
6. Ten un horario regular de sueño y cúmplelo.

Estos son los mandamientos básicos. Si los incumples un día, no pasa nada, pero el 80 % del tiempo deberías estar ahí. Todo esto te ayudará a controlar el estrés y no dejarás espacio a la sensación interna de: «Si no como, ¿qué hago para disfrutar?». Una vida vacía y sin ilusión te lleva al atracón, como hemos visto en el caso de Rosa.

Por eso es de vital importancia recuperar una actitud curiosa y ligeramente disfrutona hacia la vida. Si eso te motiva o te gusta, ¿por qué no hacerlo? Mucha gente ni siquiera tiene una afición, y eso es muy triste. ¿Cuándo fue la última vez que te ilusionó de verdad hacer algo? ¿Cuándo fue la última vez que sentiste que te emocionabas con una tarea? La vida no puede ser siempre dos más dos son cuatro. Sota, caballo y rey. De oca en oca y tiro porque me toca. De puente a puente y se me lleva la corriente. No seas cuadriculada. Permítete dedicarte un tiempo cada semana. Voy a compartir un secreto contigo: cuando me organizo la agenda los domingos por la tarde, siempre —y cuando digo siempre es siempre— comienzo por planificar mi ocio y tiempo libre. Cuando planifico el año, lo primero que pongo en el calendario son mis vacaciones.

En este instante he decidido desconectar las neuronas que llevan todo el día pensando en mejorar. Un cerebro descansado piensa mejor. Si discurro mejor, se me ocurren grandes ideas, y de ellas nace este libro o cualquier otro proyecto que me ilusione. Por suerte, una de mis aficiones es entrenar, pero tengo otras muchas. Me encanta leer de todo, salgo a pasear solo por la playa mientras escucho música o me acompaña mi mujer, oigo pódcast interesantes, viajo siempre que puedo, llamo a un amigo o a mis padres por teléfono, cocino, pruebo nuevas recetas, estudio, juego una pachanga de pádel, quedo con amigos que me suman y vamos a cenar fuera…

Cuando arrancas desde este punto de autocuidado, todo es mucho más simple y placentero. El problema está en carecer de esa base de buenos hábitos y arrancar desde la dieta, desde la prohibición, desde la anulación de ti, desde el querer seguir siendo la misma persona, pero obteniendo resultados diferentes. No funciona así. No entendemos que la secuencia lógica de las cosas en la vida es primero ser, luego hacer y, en última instancia, tener. No se puede tener sin ser.

No se puede obtener un título universitario sin ser un buen estudiante. No se puede levantar una copa sin ser un gran atleta. No se puede lograr un ascenso sin ser un buen trabajador. ¿Lo entiendes? El problema es que todos tus intentos de perder peso los has hecho queriendo alcanzar antes el peso objetivo y luego, ya si eso, la mentalidad del que los mantiene. No funciona así. Nada en la vida lo hace.

Si quieres que el hábito del picoteo y la ansiedad por comer sean historia en tu vida, aplica la siguiente secuencia lógica a partir de hoy:

1. **Asume que debes comenzar por los buenos hábitos para perder peso de forma sostenible.** No hay otra forma de hacerlo. Comprométete con esto y descarta todas las demás, por muy tentadoras que sean. Como dice Alex Hormozi: «El compromiso es como el matrimonio: descartas todas las opciones para quedarte con una».

2. **Acepta que el hábito del picoteo y de comer emocionalmente no se irá de un día para otro.** Progresarás al reducir su frecuencia cuando practiques los hábitos que estás aprendiendo. Piensa en un termostato, no en un interruptor. Piensa en grados, no en extremos.

3. **Cuando aparezca la ansiedad, aplica las técnicas de regulación emocional para poner un cortafuegos.** La primera que te recomiendo es que le pongas nombre y apellidos: ¿cómo se manifiesta? ¿Es un dolor de cabeza, una molestia en la boca del estómago, un apretón en

el cuello o un dolor en el pecho? ¿Cómo lo sientes? ¿Cómo y cuándo aparece? ¿Cuando llegas a casa cansada de trabajar? ¿Cuando discutes con tus hijos? ¿Cuando has tenido un día muy estresante? Identifica cuándo aparece y cuál es el patrón que sigue.

4. **Retrasa el impulso que te lleva a comer.** Quizá pienses que el hecho de comer debe ser automático: estímulo equivale a respuesta. No es así. Puedes retrasarlo. Para ello te recomiendo que uses una poderosa estrategia visual a la par que efectiva: la técnica del cronómetro. Cuando aparezca la sensación de ansiedad (recuerda, esa que has identificado), abre el cronómetro de tu móvil y ponlo en marcha. Es importante que veas cómo pasa el tiempo, los minutos y segundos. Establecer el compromiso contigo de que no vas a comer hasta que al menos no pase un cuarto de hora. El objetivo no es evitar la ingesta de alimentos, sino desensibilizarte ante la ansiedad, aguantarla, aceptarla, exponerte a ella. Deja que recorra cada célula de tu cuerpo. No te matará. No pica, no escuece, no duele. Solo es molesta, pero puedes tolerarla. El objetivo de estos quince minutos es aprender a soportar la incomodidad. De forma repetida. A diario. Si comes cada vez que te viene el mal rollo, nunca te adaptarás a él y el miedo permanecerá. Exponte a la ansiedad esos quince minutos diarios o cada vez que aparezca. Este paso es clave: afrontar y aceptar. El cronómetro te ayudará a darte cuenta de que, poco a poco, estás alcanzando tu objetivo y te ofrecerá la prueba fehaciente de que eres una persona que sabe resistir. Te demostrará que la ansiedad no puede contigo y que no te mata. Solo que no tienes las herramientas emocionales necesarias para manejarla. Porque no es hambre real, es ansiedad. Para reconocerla, piensa que la primera es progresiva, comerías de todo, y la segunda es repentina y tiene preferencia por los dulces y los caprichos.

5. **Comprométete por adelantado con la acción que pondrás en práctica cuando aparezca la ansiedad.** Cuanto más específica y concreta seas, mejor, no vale el «Haré algo». ¿Qué harás durante esos quince minutos? Estos son algunos de los ejemplos que les propongo a mis pacientes: subir y bajar las escaleras cinco veces poniendo conciencia en cada paso, tumbarse en el sofá y masajearse la cabeza mientras hacen diez respiraciones profundas, salir de casa y dar una vuelta alrededor del edificio, anotar en un diario lo que sienten en ese momento, contarle al *coach* de su grupo de soporte lo que le está pasando... La acción que tú decidas, da igual. Lo importante es hacer algo que no sea comer mientras te expones a la incomodidad durante quince minutos. Algunos creen que es bueno comer algo de fruta para que se pase la ansiedad engañando al estómago. Sin duda, es mejor que zamparse una tableta de chocolate por impulso, pero no estaríamos atacando el problema de raíz: comer emocionalmente. El hábito de comer por ansiedad es irracional, da igual que sea una pera o un dónut. A nivel de conducta, es la misma tontería. El problema no se soluciona comiendo peras, sino exponiéndose a él. Si te comes un dónut es peor, pero nos interesa el cambio conductual y mental porque es lo que termina fulminando el hábito a largo plazo.

6. **Si has hecho bien el ejercicio y has aguantado los quince minutos, es muy posible que se te hayan quitado las ganas de picotear y comer por ansiedad.** Quizá estés más calmada, pienses con claridad y ganes autoestima y autoconfianza. Has sabido sobreponerte a tu cabeza. Eso te satisfará más que todos los *bagels* que puedas comerte en toda tu vida, te lo aseguro. Sin embargo, si quieres seguir comiendo, tenemos una técnica de emergencia que llamamos «*mindful eating*». Consiste en hacer una pausa antes de comer y propone que lo hagas de

forma consciente, saboreando los alimentos. Supongamos que estás delante de un paquete de Donettes y que te lo quieres pimplar. En lugar de arramblar con el envase y no dejar títere con cabeza, métete uno en la boca y saboréalo como si fuera lo último que fueses a hacer en tu vida. ¿Qué tal está? ¿A qué sabe? ¿Está tan bueno? ¿O es solo grasa vegetal con azúcar y harina refinada? Visualiza y siente cómo te deja la boca hecha un asco y crecen los bichos en el interior de tus encías. Muérdelo. Estás comiendo corcho, literalmente. Lo que pasa es que nunca te paras a pensarlo. Muchas personas que picotean por ansiedad prueban la comida reconfortante y, al tercer bocado, ya están en la luna de Valencia. No piensan, solo engullen. El *mindful eating* te propone sentir mientras comes, para que poco a poco aprendas que comer así no tiene sentido. Con repetición y práctica se puede lograr.

Para acabar con los picoteos y los atracones, te recuerdo que antes debes establecer unos buenos hábitos que tiren de ti cuando te falte motivación, que, por supuesto, te faltará de vez en cuando. A mí también me pasa. A ver si te crees que estas páginas las escribo en estado de euforia y a lo loco. Para nada. Actúo como un profesional. Hago mi trabajo, luego vendrán los resultados. Da primero y recibe después. Siempre es así. Implementa los hábitos porque te quieres y te respetas, y los resultados llegarán cuando dejes de desear que vengan rápido. Te lo garantizo.

El mito de «Necesito motivación para arrancar» o «Me falta voluntad»

Es curioso que algunos piensen que esto de cuidarse y estar en forma va de tener tiempo libre, de haber nacido tocado por una varita o de que uno es un motivao que está siempre a tope con la Cope. Lo veo todos los días, y he dejado de creer que solo sea un problema de las personas que quieren perder peso. Empiezo a pensar que es social: la mentalidad de que una buena vida es sinónimo de ausencia de problemas.

Hoy he compartido un vídeo por nuestra comunidad de Telegram con los pacientes de mi programa, la Academia de Diabetes Online. El mensaje lo he mandado mientras estaba haciendo ejercicio en un punto de desmotivación total y absoluto. No tenía ganas de hacer ni una repetición más. Veía la barra y me daba hasta ansiedad de pensar en las series que me quedaban. Y les transmití este mensaje, que creo que te puede ayudar:

> ¿Qué pensáis, que a los que nos gusta el ejercicio lo hacemos motivados todos los días? Esta semana he tenido un serio problema en casa. No está resuelto, quizá no se solucione hasta que no pasen algunas semanas o meses. A pesar de ello, ¿eso implica que no voy a dedicar mi rato a entrenar y cuidarme? Absolutamente no. Aquí estamos, entrenando con desmotivación. Si estás triste, entrena triste. Si estás desmotivada, entrena desmotivada. Si estás aburrida, entrena aburrida. Quizá no rindas a tope, pero hazlo lo mejor que puedas.

A continuación mandé un segundo audio para apostillar:

> Hasta que no seamos capaces de entender que una vida cómoda o sin problemas NO es sinónimo de una vida feliz, nunca llegaremos a vivir. Estaremos todo el rato buscando el próximo placer rápido que pase por delante de nuestras narices. Lo llamaremos «felicidad» cuando no era más que un instante fugaz. Pero no estamos desarrollando el carácter. Ningún mar en calma hizo experto al marinero. El hecho de entrenar o hacer algo incómodo sin estar motivado te prepara para el momento difícil, ese en el que tienes que actuar ¿Qué va a ser de ti, pobre infeliz, si esperas que todo te vaya bien para empezar algo?

Hay veces que me dan estos arrebatos y tengo que compartirlos. Me alegra, porque generan motivación a la par que un efecto de hostia en la cara. Sirven para ayudar a cambiar creencias. Uno de mis caballos de batalla es el que llamo «síndrome de la alfombra roja», la infantil expectativa de que solo haremos las cosas que tenemos que hacer cuando la vida nos lo ponga a huevo. Imagínate la pasarela de modelos en la que todo el mundo te está esperando. Los paparazi, los periodistas y toda *la crème de la crème* te han engalanado el escenario para que salgas con tu mejor vestido y hagas lo que tienes que hacer. La vida te sonríe. «Así debería ser siempre», piensas. En el fondo de tu ser crees que la gente a la que le va bien solo hace las cosas porque la vida se lo pone fácil. Pues permíteme decirte que te equivocas.

Desde pequeño lo he visto muy claro. Recuerdo con nueve años que, en el cole, tenía de compañera de pupitre a una niña muy lista que escuchaba dos frases a la profesora y se quedaba con la copla. Sin embargo, por lo inteligente que era, no creía en el valor del esfuerzo. Sabía que le valía con poner lo correcto en el examen. Siempre sacaba un diez y nunca estudiaba en casa. Pero eso no me frustraba. Quizá pienses que deseaba tener su capacidad. Te equivocas. Nunca lo deseé. Siempre me ha gustado llegar al fondo del asunto, no quedarme en la superficie. Tampoco estoy diciendo que me costasen muchísimo los estudios, y no voy a contarte la historia del típico que tenía dislexia y terminó siendo el mejor de su promoción. No voy de ese palo.

He sido una persona normal con una curiosidad irrefrenable por aprender y cuestionarme la vida. Gracias a ello, me zambullí en la incomodidad de ir un paso más allá. Siempre, en todo lo que he hecho. Recuerdo la primera vez que saqué un diez en un examen. La pregunta que me vino a la mente fue: «¿Por qué no repetir esto siempre? Vas a tener que estudiar, así que, ¿por qué no apuntar a lo más alto?». Eso no significa que siempre vayas a sacar el diez o que siempre vayas a aprobar. Pero creo que la vida va de eso, de marcarse objetivos grandes. Prefiero apuntar a la luna y quedarme en las estrellas que apuntar al cielo y no llegar al suelo.

Nos faltan motivación y voluntad porque no tenemos un propósito claro de por qué hacemos lo que hacemos o por qué no tenemos un buen método para lograrlo. Si supieras que esa sesión de pesas te está construyendo como persona, que te sientes bien y que estás en camino de ser tu mejor versión física, no te costaría, sino que no verías el momento de ir al gimnasio. Si ves el ejercicio como un castigo, como algo que haces para adelgazar, no durarás mucho. Si comes para nutrir tu cuerpo y probar recetas deliciosas, siempre comerás bien. No te costará. Será un hábito. Si ves la comida como un instrumento que solo sirve para adelgazar o engordar, mal vamos. Es normal que así te falte fuerza de voluntad y que necesites que te motiven.

Sin embargo, cuando estás en el camino correcto y usas los hábitos para construirte como persona, da igual un peso u otro. Ya no comes sano para estar en tu peso ni haces ejercicio para tener abdominales. Ahora lo haces porque forma parte de ti y de tu rutina de autocuidado. Por eso, cuando surge un problema, ¿quién crees que lo afrontará mejor? Evidentemente, el que no se abandona y se quiere porque es su mejor amigo tendrá más probabilidades de éxito que el que se odia. Cuando te impones una dieta estricta o sufrir por adelgazar, te odias y te castigas. Cuando aprendes a comer, no buscas los resultados inmediatos, sino que entiendes que el ejercicio no es machacarse, sino construirse. Y ahí lo entiendes todo. Deja las alfombras rojas para Hollywood y da el primer paso, aunque el suelo esté lleno de barro. Siempre vale la pena.

El mito de la perfección: «Si no lo hago siempre bien, no vale»

Este es uno de los mitos que más me cuesta rebatir cuando motivo a una persona a cambiar. Lo triste es que muchas deciden quedarse como están porque piensan que lo tienen que hacer todo bien siempre. De nuevo, es una mala relación con el fracaso. O con lo que nos han contado que es el fracaso. Quiero explicarte una historia personal que creo que puede ilustrarlo. Antes de estudiar Medicina, hice un primer año de Fisioterapia. ¿El motivo? Porque la nota de selectividad no me dio para entrar en Medicina.

Al principio no me importó mucho. Pensé que Fisioterapia no estaba mal y que, como también me gustaba, me iría bien. Cuando pasaron los meses, comencé a sentir que tenía una espinita clavada en el corazón. Quería estudiar Medicina. Lo deseaba. Era lo que siempre había soñado. Escuché la voz profunda de mi alma y al instante lo supe: «Quieres eso, no lo otro». Pero para eso tenía que superar las voces críticas de mi entorno: «¿Lo vas a dejar? Llevas un año y te va bien», «¿Y si te presentas de nuevo a la selectividad y suspendes?», «¿Y si te esfuerzas otra vez y no llegas?».

Si me conoces un poco, sabrás que no hice ni caso a esos consejos que, aunque bienintencionados, me iban a dejar en la misma situación en la que estaba. Me recuerda a las supuestas recomendaciones de maridos que les dicen a sus mujeres: «¿Para qué, si ya estás guapa así?», «¿Vas a entrar en un programa para perder peso, con lo bien que estás?», «¿Vas a invertir ese dinero en adelgazar? Anda, con una dieta de la farmacia o con la que te dé el médico ya vas bien...».

Siempre suelo advertir a las mujeres que nunca acepten consejos de personas que no tengan el estado de salud que a ellas les gustaría tener. Yo no me dejé engatusar por esos mensajes, así que tú tampoco. De hecho, hoy sabemos, porque las ciencias sociales nos lo han demostrado, que tenemos el peso promedio de la gente con la que más nos juntamos.

Esto último tiene mucho sentido: el peso depende en gran medida de los hábitos, y estos últimos dependen enormemente del entorno. Si nuestro ambiente es saludable y nos rodeamos de personas deportistas, nos resultará más fácil adelgazar que si nos juntamos con amigos cuyo mejor plan es ir de cervezas. Los datos son abrumadores: hay una probabilidad de entre un 37 y un 43 % de tener obesidad si tu cónyuge la tiene.[10]

Es de locos. Por eso te harás un gran bien si dejas de escuchar frases, consejos y refranes de *cuñaos* como el «Más vale malo conocido que bueno por conocer». En lugar de eso, comienza a formarte y a desarrollar un criterio propio. Y, por supuesto, en caso de que busques un consejo o una recomendación, pídeselo a la persona que está en el lugar que tú quieres estar. Mano de santo.

Por eso no escuché la opinión de las personas que no avanzaban por mi camino, solo a los que me apoyaron y me daban fuerza. Sabía lo que quería y no iba a parar hasta lograrlo. Era solo un maldito examen. Y no era mal estudiante, al contrario. Toda la vida me había dado pruebas de ello. Llegó el año siguiente y volví a presentarme a algunas asignaturas en la selectividad, en concreto a Biología y Química. Lo que pasó es que saqué muy buena nota en la primera, pero no mejoré la segunda… Obtuve un resultado que me dejaba al borde de entrar en la carrera o no hacerlo. Conseguí plaza en Madrid, no en Málaga, la ciudad en la que vivía. De repente, me vi haciendo las maletas en pleno mes de agosto para irme a vivir a Alcalá de Henares. Por primera vez en mi vida, a los dieciocho años me fui lejos de mi casa y mi familia para cumplir un sueño. Mi nota fue (nunca se me olvidará) un 12,436, y la de Málaga se quedó en un 12,472. Por tres centésimas. ¡Maldita suerte!

A pesar de todo, me sentía agradecido por haber entrado en la carrera que quería y tener la posibilidad de estudiar las asignaturas que más me gustaban: Fisiología, Bioquímica y Anatomía. Recuerdo con gran cariño esos dos primeros años durante los cuales estudiábamos la base de ciencia que tenemos hoy. Era maravilloso, le daba sentido a lo más complejo. Tras ese año, en el que saqué muy buenas notas, tuve que tomar una decisión: «¿Sigo estudiando en Madrid o vuelvo a presentarme a la selectividad para volver a Málaga?». Dicen que la tierra tira mucho, y es verdad. Hice lo segundo, y a la tercera fue la vencida.

Y de ese modo logré estudiar en mi ciudad. Si me hubiese rendido, si hubiese pensado que todo tiene que salir bien a la primera, no lo habría conseguido. A la gente que me dice que lo ha probado todo para perder peso y que nada le ha funcionado, le digo: «Has probado todo lo que NO funciona hasta que, por descarte, has dado con lo que sí». Agradece el proceso.

En mi caso, solo puedo sentir gratitud: fue una lección de vida en la que me demostré que mi sueño era más fuerte que cualquier obstáculo. Además, cursar el primer año de Fisioterapia me hizo conocer a los que hoy son mis mejores amigos de la carrera (y de la vida). Como dijo Zenón, fundador del estoicismo, «Hice un gran viaje tras sufrir un naufragio».

Con esta historia quiero decirte que no importa lo mucho que tardes en lograr tus metas; lo fundamental es cómo te acercas a ellas. Si lo haces desde la ilusión, la pasión y el disfrute, dará igual si pierdes dos o cinco kilos. Estarás progresando. Si lo haces así y asumes que habrá momentos de bajón o fracaso y los consideras parte natural del proceso, nadie podrá pararte, te lo aseguro. Pero solo funcionará si abandonas el mito de la perfección y dejas de pensar que todo te debe salir bien siempre. Nunca pasa. Ante la duda, mejor hecho que perfecto.

El mito de «Me cuesta más que al resto»

Cuando hago clases en directo en YouTube (en las que, por cierto, me puedes seguir si quieres para aprender más), muchas personas me dicen que, aunque a otros les funciona lo que comento, a ellas no. Piensan que su caso es especial. Y yo siempre respondo lo mismo: «La ciencia no avanza a base de ver caso por caso de forma individual». De hecho, hacer un estudio científico no es más (ni menos) que establecer una conclusión generalizada según un puñado de casos concretos. Así se hace ciencia, así se avanza. No podemos estudiar a tooodo el mundo. Sería inviable por tiempo y recursos. Los investigadores no tendrían vida, si no.

Por eso, en ciencia nos conformamos con sacar conclusiones según una serie de datos. Pero cuidado, no todos valen.

Tiene que haber una buena selección de la muestra, que los individuos sean semejantes y tengan un mismo perfil. Si no sucede así, se dice que la muestra es heterogénea y, por lo tanto, las conclusiones del estudio son menos fiables. Si, por el contrario, tenemos una muestra suficiente, con individuos similares en edad, patologías y antecedentes, y los dividimos en grupos, podemos compararlos. La ciencia se basa en el acto de la comparación: ¿qué hábito es mejor? ¿Qué pastilla es mejor para bajar la glucosa? ¿Qué intervención nutricional baja más el colesterol? ¿Qué ejercicio mejora más el rendimiento? Y así con todo.

De este modo, siempre decimos que el «Mi caso es especial» en el fondo, de forma subrepticia e inconsciente, oculta un «La ciencia me la paso por el forro, es lo que yo diga y punto. Porque yo soy así y así lo siento». Tu caso no es especial, está sobradamente estudiado. En la actualidad, ya sabemos por qué adelgazamos y engordamos, lo tenemos muy claro. Pueden faltar algunos detalles por conocer, pero el grueso lo sabemos.

De hecho, nuestra genética no es muy diferente a la de nuestros antepasados. Hemos evolucionado como sociedad a nivel de ideas, pensamiento y creencias, y eso es muy positivo para algunas cosas. Ahora vemos el canibalismo como algo repulsivo, pero antes no lo era. Nos parece una aberración el homicidio masivo, como sucedió en el Holocausto, pero en el pasado no estaba tan claro. Hace solo unas décadas, la homosexualidad era una enfermedad; ahora, por suerte, ya no es así. El progreso y el avance han dado sus frutos, unas cosas para bien y otras no tanto, pero lo que está claro es que nuestros genes no han cambiado tanto como la sociedad. Las diferencias genéticas interindividuo no son muy distintas. De hecho, compartimos un jugoso número de genes con los primates. ¿Cómo va a ser tu caso especial? Que hayas hecho todas las dietas y ninguna te haya funcionado no significa que tu caso sea el más complicado de la historia, sino que no has seguido el método adecuado.

Piensas que comer pollo con lechuga sin aceite es normal. Que, si quieres adelgazar, tienes que hacer eso o no conseguirás resultados. Sin ir más lejos, ayer hice una clase en directo en la que puse el vídeo de Antonio, un paciente con prediabetes de mi programa. En un año, ha conseguido perder dieciocho kilos. Pero eso no es lo importante. Justo al lado del vídeo en el que habla Antonio sale otro en el que aparece acabándose una tarta de postre después de haberse comido una pizza. Todo eso pasó después de un evento presencial que tuvimos en Barcelona. A las mujeres que lo vieron les explotó la cabeza. No concebían que alguien pudiera perder en un año casi veinte kilos y saliera a comer fuera... ¡Incluso comía tarta! Como decía Gargamel de los pitufos: «¡Inconcebible!».

Como conclusión, déjame decirte que sí, que es posible que te cueste más que al resto. Te cuesta más porque en el fondo no te dejas ayudar, prefieres seguir haciendo lo mismo. Te resulta más difícil porque es más sencillo hacer una dieta en la que cambias un alimento por otro. Porque es más fácil dejar de comer patata o arroz que tener esa conversación incómoda con tu marido o tu hijo. En definitiva, es más fácil centrarte en una dieta que en cambiar tu estilo de vida. Si quieres perder peso con la menopausia, tienes que dejar de pensar que tu problema se solucionará tomando un alimento concreto. Mejor toma decisiones.

El mito de «Si no me mato a sudar o me machaco en el gimnasio, no vale»

Seguramente, si has seguido muchas dietas y llevas toda la vida batallando contra la báscula, habrás oído aquello de «El sudor es la grasa llorando», como si perder peso fuera una guerra y el ejercicio, un cuchillo para degollar a la pobre grasa. Aunque te parezca mentira, estos mitos (además de ser falsos) erosionan sin piedad tu relación con la comida y el ejercicio. Nada peor que acabar frustrada con un hábito si lo haces sufriendo. Esto genera la creencia de que, para adelgazar, me tengo que machacar, ya sea con un trozo de brócoli o en la elíptica del gimnasio.

Otra falsa afirmación derivada de esto es «Como lo que más hace sudar es el cardio, es lo mejor para adelgazar» o la típica de «Para perder peso y tonificar, mejor menos kilos y más repeticiones». Todas las mujeres que hayan intentado ponerse en forma las habrán escuchado, seguro. Vamos a desmontar todo esto, como siempre, desde la fisiología y la ciencia más actual.

Lo primero es entender que el sudor es un mecanismo de regulación de la temperatura corporal, no las lágrimas de los michelines. Al practicar ejercicio, la temperatura del cuerpo aumenta. La frecuencia cardiaca se eleva. Los músculos necesitan que les llegue sangre en abundancia. Precisan glucosa y ácidos grasos. Para ello, necesitamos más calor corporal para activarnos y facilitar la activación metabólica. Las hormonas tiroideas y el cortisol, de las que hablaremos en el próximo capítulo, suben para ayudarnos en este proceso.

Por lo tanto, para evitar un desastre climático y que la temperatura del cuerpo no se dispare en exceso, empezamos a sudar. ¿Sabías que, cuando la temperatura corporal supera un límite, algunas proteínas y enzimas dejan de funcionar? Existe un síndrome muy conocido por los anestesistas que se llama «hipertermia maligna». Se trata de una subida brusca de la temperatura corporal secundaria como respuesta a los fármacos anestésicos. Si no se corrige, literalmente puede matar al paciente que se iba a operar. Por eso el cuerpo, que es muy listo, intenta mantener la temperatura en rangos estables de normalidad. Por eso, si practicas ejercicio o hace mucho calor en la calle, sudas. Por eso sudas cuando tienes la espalda pegada al asiento de cuero. Por eso también sudas cuando tienes fiebre. El sudor no es la grasa llorando, es un mecanismo salvavidas que hemos demonizado.

Que suceda esto, que es lo normal, no tiene nada que ver con que acabes adelgazando. Puedes matarte a sudar todo lo que quieras en una sesión de *spinning* o *body-pump* que, si luego no adaptas la ingesta calórica, te mantendrás en tu peso. Sin duda, sudar al hacer ejercicio es bueno, saludable y necesario, por supuesto, pero la clave es eliminar la creencia que hay detrás: el sudor del ejercicio como castigo.

Otras personas, mientras hacen cardio en la cinta, no apartan los ojos de la pantalla de la máquina en la que se indican las calorías porque solo lo hacen para quemar. No funciona así. No hace falta machacarse, sino aprender a hacerlo bien y adaptarlo a nuestra situación. Y muchas veces no es necesario sudar para lograr resultados. Por ejemplo, a veces hago entrenamientos en los que no me cae ni una gota. Sobre todo, algunos de fuerza. Y eso no significa que, si no sudo, no es efectivo.

Por eso me duele que algunas mujeres piensen que solo progresarán si se machacan. No tiene sentido. Como tampoco lo tiene el hecho de pensar que solo perderán peso si hacen muchas repeticiones con poco peso. Tampoco tiene lógica. Si lo que quiero es tonificar —entendiendo la tonificación como el incremento de masa muscular y la pérdida de grasa—, tengo que trabajar la fuerza. Si entreno la fuerza, ganaré músculo, pero solo lo conseguiré si aplico el principio de sobrecarga progresiva. Es decir, poco a poco, debo ir añadiendo peso a mis ejercicios. De esta forma me demostraré que cada vez estoy más fuerte: muevo más peso que antes, soy capaz de hacer más repeticiones con el mismo peso o puedo hacer más series con el mismo o más peso. Eso es lo que me tonifica. Hazme caso, tu bolso pesa más que las pesas rosas y la mochila del cole de los niños juntos. Vales más que todo eso. No tengas miedo a coger peso y ponerte fuerte. Tu músculo, tu hueso y tu peso te lo agradecerán.

El mito de la edad: «Es imposible adelgazar a partir de los cuarenta»

Existen dos tipos de mujer: las que creen que después de los embarazos no hay Dios que frene el engorde y las que no. Muchas piensan que, a partir de los cuarenta, existe una especie de magia negra que, desde que se llega a esa edad, lo vuelve todo imposible. No son pocas las que me dicen: «Yo es que antes hacía lo que hago ahora y me daba resultados, pero ya no, y no entiendo por qué». Está claro que, a los veinte, con el estrógeno en todo su esplendor, casi cualquier cosa que hagas funciona. A los cuarenta no es así, pero no está todo perdido, ni mucho menos. Veamos.

Conforme nos hacemos mayores no solo cambia el metabolismo, sino también las prioridades. A los veinte no sueles tener hijos, trabajo, marido y otras veinte mil ocupaciones varias. A esa edad, te preocupas a lo sumo por dos o tres cosas: los estudios, el novio y poco más. Después de los embarazos, hay dos tipos de mujer: las que se olvidan de ellas y las que se dan prioridad. En ese punto, muchas dejan de verse como personas que necesitan un cuidado, se convierten en las cuidadoras principales de todo el mundo y nunca sacan tiempo para ellas. Y si no lo hacen, nunca implementan buenos hábitos. Si no lo hacen, con el paso de los años el engorde está garantizado.

Sin embargo, mientras que muchas mujeres que perciben este momento como una condena, otras no son así. Algunas se organizan la semana para que encajen la actividad física y el entrenamiento. Sin ir más lejos, el otro día vi a unos padres corriendo por el paseo marítimo: el papá empujaba el carrito del bebé y la mamá llevaba al perro. Una escena maravillosa. También he visto muchas veces a papás que hacen ejercicio en el gimnasio con su bebé al lado, en el carrito, y durante los descansos entre series se ocupan de él.

Son los raros, sí. Pero es que, en esta sociedad, el que está en forma es el extraño. El *outsider.* Lo frecuente (que no normal) es la obesidad, que se ceba con el que se deja arrastrar por la corriente. Por eso, lo habitual es escuchar a padres que dicen: «Cuando lo tengas, pasarás a centrarte en él y a olvidarte de ti». Como si no existieran los padres deportistas, como si el hecho de ser padre fuese una sentencia perpetua para ganar peso... No, no funciona así.

No es que el metabolismo cambie radicalmente a los treinta y pico o cuarenta. El problema es que, si llevas una vida sedentaria a los veinte, es poco probable que el ejercicio y el movimiento se vuelvan tu prioridad a los treinta o los cuarenta, cuando tendrás más obligaciones y responsabilidades. Párate a pensarlo: si ahora llevas una vida en la que el mayor movimiento que haces es el paseo previo a la barbacoa de los domingos, ¿crees que cuando tengas más responsabilidades adoptarás el hábito de entrenar tres veces a la semana?

No, no sucederá. Y menos si concibes el ejercicio como algo voluntario y opcional, para cuando tienes tiempo. Veo este error entre mis pacientes: para llevar una vida mejor y más ordenada, no hay que añadir más cosas, sino retirar las que no sirven. No sacarás tiempo para el ejercicio y el movimiento si antes no delegas y eliminas las tareas que no te suman. Nunca ha sido un problema de metabolismo, ni de hormonas, ni de condenas fisiológicas: tus hábitos siempre han tenido mayor peso.

«Yo antes era muy deportista», me dicen. No, realmente no eras deportista, pero no tenías otra cosa que hacer y por eso entrenabas. Ahora que tienes otras responsabilidades que se supone que importan más, no lo haces. El deportista de verdad sigue entrenando pese a que no le vayan bien las cosas o no esté de buen humor o motivado. El otro día vi un vídeo de Cristiano Ronaldo en el que hablaba justo de eso: «El compromiso es lo que me mantiene queriendo jugar partidos y entrenando todos los días. Hay días que no estoy de humor o no estoy motivado, pero voy porque tengo un compromiso conmigo mismo».

Y no, no me refiero a que ese compromiso deba ser superior al que tienes con tus hijos o tu familia. Ellos son lo que más importa en la vida. Lo que digo es que, si tú no estás bien, nunca le podrás dar la mejor vida posible a tu familia. Por eso tu salud ha de estar al mismo nivel de prioridad que el cuidado de tu familia. ¿O acaso se merecen tus hijos una madre que no pueda jugar con ellos en el suelo? ¿O una que no pueda correr detrás de ellos en el parque? ¿O una que no los lleve a comer fuera porque tenga miedo a engordar? ¿O una que no vaya con ellos de vacaciones a la playa porque le dé vergüenza que la vean en bañador? No, no se lo merecen. Tú tampoco. Es hora de dar un golpe encima de la mesa y exclamar: «¡Basta!».

Dices que ya es suficiente cuando dejas de creer que puedes sola contra todo. No puedes. Necesitas delegar. Deshacerte de tareas superfluas. Ya sabes cuáles son: aquellas que te dejan agotada sin haber hecho nada productivo. Sabes que no me refiero a lo básico y elemental como es tu trabajo o el cuidado de tu familia. Sabes que estoy hablando de esas horas infinitas que pasas en las redes sociales, haciendo de taxista para todos y quedando con gente que no te suma. A eso me refiero. A que no sabes decir que no. Te garantizo que, cuando aprendes a decir más veces NO, la gente empieza a respetarte, no antes. Pruébalo. ¿Qué es lo peor que te puede pasar?

El mito del peso ideal

Hasta ahora hemos visto veinte mitos sobre la pérdida de peso. Lo confieso, ni yo pensaba que hubiera tantos antes de empezar a escribir el libro. Lo peor es que seguramente me haya dejado algunos en el tintero, pero espero haber trabajado los más importantes o los más extendidos. Para acabar, quiero hablar de uno que está muy vigente: el mito de que existe un peso ideal o un número de kilos que debemos alcanzar para estar sanos. Voy a introducir un nuevo concepto con el que espero que te quedes a partir de ahora, dos palabras con las que sustituirás el término «peso»: composición corporal.

Por resumirlo, composición corporal no es más que cuánto músculo y hueso (masa magra), cuánta grasa y cuánta agua tienes. Fin. Cuanto más hueso y músculo, mejor; cuanta más grasa de forma comparativa, peor. En la tercera parte del libro volveremos a abordar este tema al hablar de las bioimpedancias y otras formas de medir la composición corporal. Eso es otra cosa con la que la gente se hace un lío. Lo que quiero dejar claro ahora es que tú no buscas un peso concreto, sino tener una buena composición corporal. Quieres tener más músculo y más hueso a la par que reduces tu porcentaje de grasa. Eso es todo. Punto pelota.

Sin embargo, nos obsesionamos de forma irracional con el peso. Como hemos visto unos mitos más atrás, pensamos que hay que perderlo rápido y de manera lineal y esas cosas. Ya sabes que no. Pero, aun así, piensas que hay que alcanzar un peso concreto, y no es cierto. «Tengo que pesar lo que mido», dicen muchos, pero no tiene por qué ser así. Por ejemplo, yo mido 1,75 metros y peso 83 kilos. Algunos dirían que tengo un sobrepeso de ocho kilos. Si me calculas el índice de masa corporal (IMC) —maldito, luego me ocuparé de ti—, podrías argumentar que lo tengo. Si alguna vez me ves en persona, te darás cuenta de que eso no es cierto. Es más, ahora tengo los abdominales bastante marcados.

No es brujería ni magia oscura, simplemente es que tengo una composición corporal con un porcentaje graso a raya y una masa muscular bien trabajada (y tratando de mejorarla). Eso es todo. Cuando te pesas en la báscula, no tienes estos datos. Es más, cuando te pones a dieta para perder peso, no sabes si lo que estás perdiendo es grasa o músculo (por lo general, ambos). La báscula solo es un número, nada más. Y ese número es una orientación, no una sentencia judicial. No pronostica nada sobre tu salud ni sobre el riesgo de mortalidad. Otros marcadores, como la fuerza de agarre, sí. Pero eso lo veremos más adelante.

Cuando la gente está demasiado centrada en el peso, le cuesta más perderlo. Se desmotiva si la báscula no arroja los resultados que quiere sin ser consciente de que está teniendo una visión miope de su salud. Te invito a que tomes esos números como guía, no como instrumento de tortura medieval. Mide otras cosas: ¿cómo te sientes? ¿Tienes menos ansiedad? ¿Te queda mejor la ropa? ¿Te ves más apretada en el espejo? ¿Sientes más fuerza que antes? ¿Subes las escaleras sin cansarte tanto? ¿Puedes coger a tu hijo por encima del hombro con menos esfuerzo? Te parecerá mentira, pero esas métricas importan más que lo que pone en la báscula. Y la clave es que has ganado músculo. Eso la báscula no lo detecta. No discrimina entre un componente y otro.

Este es un argumento importante de cara a desterrar el mito del peso ideal. Otra idea muy interesante, que tomo prestada de mi amiga la psicóloga Teresa Terol (@terolpsicologia), de su libro *Mente umami* (de lectura imprescindible), es la siguiente: prueba a pesarte una vez cada hora durante el próximo día. Según Teresa, es un experimento fabuloso porque te das cuenta de que no tienes un peso constante a todas horas, sino que va variando.[11] Tú misma irás comprobando que no pesas lo mismo en ayunas que después de comer o antes de ir al lavabo que después. La realidad es que no tenemos un peso concreto, sino un rango. Esta idea es buenísima porque te ayuda a no obsesionarte con los números de la báscula.

Todo pasa por entender que no existe un peso al que tengas que llegar y parar ahí. Lo que existe es una composición corporal a la que puedes y quieres llegar. Una vez llegas, el camino no acaba ahí, puedes seguir mejorando. Hasta el infinito. Siempre digo lo mismo: en la salud, conformarse es empeorar. La salud es como los negocios: crecen o decrecen, no se mantienen. Por eso no creo en el mantenimiento de nada. O actúas para mejorar o, sistemáticamente, empeora. ¿Qué decides?

8

«El problema son las hormonas: el cortisol me inflama y el hipotiroidismo me hace engordar»

Una vez revisados los principales mitos en la pérdida de peso, vamos a descubrir los mitos hormonales. En concreto, hay tres que queremos tumbar de una vez por todas y para siempre, referidos a tres hormonas demonizadas por las mujeres: el cortisol, la tiroxina y la THM (estradiol, progesterona y testosterona). Dedicaré este capítulo a las dos primeras y destinaré el capítulo 9 a la terapia de la menopausia.

«El cortisol me inflama»

Nunca cuatro palabras habían escondido tanta mentira. Primero porque, cuando decimos esta frase, por lo general no sabemos ni lo que es el cortisol ni su función dentro del organismo. El segundo concepto erróneo es que ni siquiera sabemos definir la inflamación. Por supuesto, no es sentirte con la barriga más hinchada, como muchas dicen, es algo mucho más complejo, y para entenderlo debemos saber cómo funciona el sistema inmunitario. No te preocupes, lo vamos a desgranar de forma apta para todos los públicos y edades ☺.

Comencemos por el cortisol. ¿Qué es esta sustancia del diablo? ¿Por qué está tan criminalizado? ¿Por qué todas las supuestas dietas antiinflamatorias lo quieren bajar a toda costa? (como si pudieran...). No, empecemos por el principio de los tiempos. El cortisol es una hormona que se produce en la glándula suprarrenal (justo encima de los riñones) y es fundamental para la vida. No lo digo por decir: cuando digo que es vital, es que lo es. Sin ella, te mueres. Punto. Existe una dolencia llamada «enfermedad de Addison» o «insuficiencia suprarrenal primaria» caracterizada por una ausencia total o parcial de cortisol, entre otras hormonas. Los pacientes que no producen cortisol, cuando se encuentran ante una situación de estrés, entran en crisis adrenal, que puede provocar la muerte. Es una emergencia médica que debe tratarse con corticoides (cortisol) intravenosos. Urgente.

Puede que el cortisol te suene como «hormona del estrés». Lo es, aunque no solo la producimos cuando nos estresamos; tenemos una producción basal necesaria para la vida. Es como la insulina, hay una producción de mantenimiento de la glucemia o basal y un pico mayor cuando comemos. Con el cortisol pasa lo mismo. Hay una producción basal durante todo el día, pero tenemos un pico típico a las ocho de la mañana que nos sirve para despertarnos y espabilarnos, para empezar el día y salir a cazar mamuts.

El cortisol nos ayuda a estar enfocados, concentrados, activos y con la energía suficiente para afrontar el día. De hecho, está bien tipificada como la hormona del estrés porque nos ayuda a adaptarnos al medio. Por definición, el medio estresa: la llamada de tu jefe diciendo que entregues ya la tarea, el niño que se cae y se da un golpe en la rodilla, tu marido que se olvida las llaves en casa y te pide que se la lleves... Todo eso estresa, unas cosas más y otras menos. El cortisol permite que te adaptes a ello y sobrevivas con éxito. Podemos diferenciar dos tipos de estrés: el fisiológico y adaptativo, conocido como «eustrés»; y el crónico, patológico y causante de enfermedad, el que llamamos «distrés».

Ni que decir tiene que, como especie, estamos adaptados al primer tipo de estrés, que es sano y necesario. Por ejemplo, yo no podría estar escribiendo estas líneas sin unos niveles mínimos necesarios de estrés. Si no, sería poco más que un pazguato. No rendiría y estaría más bien aplatanado. Tú también necesitas este estrés para llevar a cabo la mayoría de las tareas básicas del día. Por lo tanto, tener ciertos niveles de estrés es bueno, necesario para vivir funcionalmente, diría yo. El problema es cuando se nos va de madre y nos pasamos todo el santo día estresados. El estrés bueno y positivo se da de forma aguda y dura poco tiempo. El estrés crónico es el que no sube de forma tan brusca, pero se mantiene alto todo el día.

Por lo general, a medida que avanza el día y nos acercamos a las ocho de la tarde, el cortisol suele tener un pico más bajo. Nos avisa de manera natural de que la jornada está finalizando y tenemos que poner el cuerpo en modo relax. La persona que padece estrés crónico pierde este ritmo circadiano: mantiene el cortisol alto todo el día y no responde en el momento adecuado. Por eso su rendimiento diario es peor y no descansa de noche. Y la pescadilla se muerde la cola: si duermo peor, tengo más estrés y, si tengo más estrés, duermo peor. Pero no te preocupes, hay solución, como veremos en la tercera parte del libro. De momento quiero que entiendas lo que te sucede y luego le pondremos remedio.

En este punto, mucha gente le echa la culpa de sus problemas al cortisol. El problema no es del cortisol; de hecho, te ayuda a vivir. El problema está en nuestro estilo de vida, que no nos permite aflojar y nos pasamos todo el día con un nudo en la garganta. El cortisol quiere que sigas vivo, no que seas feliz. Para eso tienes que entender que no engordas ni te inflamas porque te suba el cortisol, sino porque tu estilo de vida lo permite. El cortisol no es más que un mero ayudante para que no desfallezcas en el intento.

De hecho, te ayuda tanto que incluso se permite el lujo de deprimir tu sistema inmunitario. Pero ¿no decíamos que inflama? No, al contrario. El cortisol desinflama porque inhibe los linfocitos T. Por eso casi cualquier persona con alguna enfermedad autoinmune o autoinflamatoria se trata con corticoides: prednisona, dexametasona o cualquier otro –ona. Casi todos los brotes de enfermedades inflamatorias se tratan con bolos intravenosos de corticoides, como la enfermedad de Crohn o colitis ulcerosa y la esclerosis múltiple. Todas se benefician de ello a corto plazo para controlarlo. Y eso es porque el cortisol desinflama en ese momento.

Por supuesto, esta inhibición tiene su contrapartida. Cuando durante un tiempo más o menos prolongado el sistema inmunitario se deprime, somos más susceptibles a las infecciones. Por ejemplo, un paciente trasplantado de riñón tiene sus células inmunitarias frenadas por corticoides para evitar un rechazo del órgano. Como efectos secundarios frecuentes, a veces desarrolla infecciones o diabetes postrasplante por los corticoides y otras medicaciones. Por lo tanto, el cortisol no inflama, al contrario: reduce los marcadores sanguíneos de inflamación.

Muchas de las personas que piensan que están inflamadas y que necesitan la dieta antiinflamatoria están muy equivocadas. Confunden tener un poco de hinchazón abdominal con estar inflamadas, y no funciona así. Para saber si tienes inflamación crónica, necesitas medir los productos derivados de la inflamación en el cuerpo. Por eso en las analíticas es útil medir las llamadas «interleuquinas proinflamatorias», unas moléculas que trabajan como comunicadores celulares de atracción de células de la inmunidad para enfrentarse a un cuerpo extraño.

Por ejemplo, supón que te has clavado la espina de un rosal en el dedo. En el tejido se producirá un proceso inflamatorio agudo. Primero vendrán los macrófagos y las células dendríticas a reparar el daño y, si encuentran una bacteria, los linfocitos acudirán a cargársela. Sería como una patrulla vecinal que vigila la calle —macrófagos y células dendríticas— y, si ve un problema serio, avisa a la policía —linfocitos T, B y células NK—. Podríamos decir que envían cartas de aviso: las interleuquinas proinflamatorias. Entre las más importantes destacan la PCR, la VSG, la IL-6, la IL-1, el TNF-α o el TGF-β, entre otras. Una vez el daño está reparado, se da una respuesta antiinflamatoria para frenar la actividad del sistema inmunitario y volver a un estado de neutralidad, el que existía previo al daño.

Estos marcadores son muy importantes cuando los pacientes se tratan en el hospital. Por ejemplo, una neumonía aumenta la PCR y otros marcadores como la procalcitonina. Cuando el paciente ingresa para recibir tratamiento antibiótico por vena, le hacen varias analíticas sucesivas para ver si la PCR va disminuyendo, lo que significaría que el tratamiento está haciendo efecto porque el proceso inflamatorio se va resolviendo. Por eso no es raro que en las analíticas de pacientes con infecciones haya reactantes inflamatorios elevados y leucocitos altos (leucocitosis). Los leucocitos son las células sanguíneas encargadas de protegernos de las infecciones. Y el cortisol bloquea todo este proceso inflamatorio, necesario para la vida.

En ocasiones hay que darles corticoides, ya que se debe frenar el sistema inmunitario, pero siendo conscientes de los riesgos que comporta. Aun así, su efecto no es tan simple: depende de la dosis, del tiempo y del momento en que se utilicen. Si tienes el abdomen hinchado y las analíticas no muestran una subida de las interleuquinas u otros marcadores de inflamación, es menos probable que haya un proceso inflamatorio importante.

Sin embargo, puede existir una inflamación localizada que no se detecte en sangre o que la causa de la hinchazón sea otra, como gases, cambios en el tránsito intestinal o alteraciones de la microbiota. Cuando hay una situación de sobrepeso u obesidad, existe inflamación, pero es crónica, no aguda. De la aguda ya hemos visto varios ejemplos: neumonía, clavarte la espina del rosal o torcerte un tobillo.

La inflamación crónica de la obesidad (o de cualquier otra enfermedad crónica) se produce porque hay un daño persistente no resuelto. En este caso, la acumulación excesiva de grasa visceral que se produce en la obesidad hace el efecto de «cuerpo extraño». Como expongo en *Maldito azúcar*, donde hablo en profundidad de la resistencia a la insulina, el exceso de grasa que no podemos acumular en los michelines (grasa subcutánea) se tiene que almacenar en otro sitio. No se volatiliza por arte de magia. A algún sitio se tiene que ir si estamos ingiriendo más calorías que las que gastamos. Y el lugar al que va es a los órganos internos. Por eso las personas con obesidad asocian muy frecuentemente hígado graso y diabetes tipo 2 cuando la grasa infiltra el páncreas de forma excesiva.

Esta grasa acumulada en los órganos no es fisiológica, de hecho se conoce como «grasa ectópica». En medicina, «ectópico» significa 'fuera de su sitio', como un embarazo ectópico (fuera del útero), por ejemplo. Eso genera inflamación porque esa grasa no debería estar ahí e impide el correcto funcionamiento del órgano. Piénsalo: al hígado, que debería estar produciendo factores de coagulación y proteínas como la albúmina, importantes para la sangre, o eliminando colesterol por vía biliar, lo ponemos como gestor y almacenador de grasa. Su función no puede sino ir a menos, generando a la larga problemas incluso de cirrosis hepática cuando la inflamación crónica se prolonga.

Si un proceso inflamatorio se mantiene de forma sostenida en el tiempo, se generan cicatrices y heridas mal curadas que son caldo de cultivo incluso para que haya radicales libres y especies reactivas de oxígeno capaces de hacer que mute el ADN y, en última instancia, de desarrollar cáncer. Sabemos que el hepatocarcinoma (cáncer de hígado) suele vincularse con la obesidad y el hígado graso. La inflamación crónica es un factor de riesgo para el cáncer en toda regla. Por eso, por ejemplo, la enfermedad inflamatoria intestinal aumenta el riesgo de cáncer de colon. El problema es no reconocer la causa por la que hay inflamación.

A nivel general y poblacional, el origen de esa inflamación es el exceso de grasa en forma de sobrepeso y obesidad por un mal estilo de vida crónico, con sedentarismo, tabaquismo, polución y malos hábitos en general. Todo esto inflama. El problema nunca es que el cortisol te inflame, sino que tú misma te inflamas por cómo vives. El cortisol solo te ayuda a no morir antes de tiempo.

Muchos piensan que, en este caso, lo mejor es hacer una dieta antiinflamatoria. Nada más lejos de la realidad. Al perder peso (da igual la dieta que hagas), se da una reducción de la inflamación.[1] Porque la causa no era el cortisol, era tu patológico estilo de vida. Por lo tanto, cuando se trata la causa, desaparece el problema. Por eso el cortisol no te hace engordar ni te inflama. Lo que lo provoca es una vida desconectada de ti. El cortisol solo está ahí para ayudarte a sobrevivir. Pero no te hará vivir mejor. Eso depende de ti.

«El cortisol me hace engordar»

Esta frase guarda cierta verdad intrínseca. Sé que a lo largo del libro me he empeñado en afirmar que gran parte del sobrepeso y de la obesidad se deben al estilo de vida. ¿Es verdad que la genética influye? La pregunta no es esa, sino ¿en qué NO influye la genética? Respuesta: en nada. Ahora bien, ¿cuántas enfermedades vienen determinadas por genética? Es decir, que la vas a tener si presentas ese gen (o genes). No tantas. Existen, pero son las menos.

A nivel hormonal, sucede casi lo mismo. Casi ninguna hormona es responsable de que nadie engorde, salvo contadas excepciones. Por lo tanto, lo que voy a explicar a continuación es la excepción, no la norma. De hecho, es tan poco frecuente que muchas veces se infradiagnostica por su baja incidencia en la población. Estoy hablando del hipercortisolismo, el exceso de cortisol en sangre. Cuando realmente se da, puede provocar ganancia de peso e inflamación en el paciente. Recuerdo el caso de una chica, Alba, a la que vi en el hospital mientras hacía mi residencia. Acudió porque su médico internista le había detectado un cortisol en orina de veinticuatro horas elevado.

Al llegar a la consulta, Alba estaba destrozada. Me mostró fotos de hacía años en su Instagram, más delgada y esbelta. No parecía que tuviera treinta y pocos. En apenas dos años, estaba muy desmejorada. Tenía la cara como un bollito de pan y, en el abdomen, se le marcaban mucho unas estrías de color rojo vinoso. Todo empezó cuando, durante el embarazo, le diagnosticaron diabetes gestacional. Ella hacía *crossfit* y era una chica muy sana. Comía superbién y se cuidaba el físico que daba gusto. Por eso lo que más le preocupaba era su aspecto después del parto. Había ganado casi veinte kilos y no se reconocía. No se gustaba.

En cuanto vi esa barriga con estrías, la cara de luna llena y la giba de búfalo en la nuca, además de los resultados de la analítica con un cortisol en orina de veinticuatro horas en tres mil y pico, lo tuve claro: «¡Es un síndrome de Cushing de manual!». ¡Tantos años de estudio del algoritmo diagnóstico del Cushing y me lo encontraba en los morros! Dentro de la endocrinología es tan poco frecuente como ver una estrella fugaz: si parpadeas, te la pierdes. El diagnóstico estaba muy claro: su glándula suprarrenal estaba produciendo cortisol a cascoporro y le generaba todos esos síntomas.

El cortisol es una hormona que no solo regula el sistema inmunitario, como hemos visto en el apartado anterior, sino que hace muchas cosas más. Entre sus funciones, podríamos destacar:

- **Regula el metabolismo de los hidratos de carbono.** Como hormona del estrés, trata de que dispongamos de energía con rapidez. En este caso, la fuente de energía más rápida de la que disponemos es la glucosa. Por lo tanto, intenta activar la maquinaria metabólica para incrementar la glucemia en sangre lo antes posible, aunque para ello tenga que destruir masa muscular (algunos aminoácidos se pueden convertir en glucosa). El cortisol alto durante mucho tiempo sube la glucemia y genera pérdida de músculo en las extremidades.
- **Regula el metabolismo de los lípidos (grasas).** Aumenta la lipólisis del tejido adiposo para generar más ácidos grasos libres en sangre. Esto tiene dos funciones: disponer de glicerol de forma rápida para producir más glucosa en el hígado y generar ácidos grasos que pueden oxidarse y producir energía. Este patrón de quema de grasa hace que esta recircule de tal manera que se empiece a acumular más en la zona del abdomen y a per-

derse en las extremidades. De ahí el patrón del Cushing de exceso de grasa abdominal con defecto de grasa y masa muscular en brazos y piernas.

- **Tiene un impacto vasopresor por su efecto mineralocorticoide.** Cuando hay un exceso de cortisol, este es capaz de imitar a otra hormona que también se produce en la glándula suprarrenal, la aldosterona, que a nivel renal se encarga de recaptar agua con sodio y eliminar potasio. Cuando en una analítica de Cushing encontramos hipopotasemia, nos indica que, debido a la recaptación de agua y sodio, se genera una hipertensión arterial de difícil control. Recuerdo que a Alba tuve que recetarle cuatro pastillas diferentes para la tensión, ya que no había manera de controlarla con una o dos, que es lo normal.
- **Regula el metabolismo de las proteínas.** Las proteínas tienen un gran valor para el cuerpo, ya que forman las estructuras celulares que dan soporte al organismo. Cuando tenemos que degradar proteínas para sobrevivir, es que algo serio está pasando, pues indica que hay una demanda excesiva de glucosa, por lo que en ese momento el organismo decide sacrificar la proteína para conseguir aminoácidos (los ladrillos que componen la proteína) y generar esa glucosa. En consecuencia, se pierde músculo, y el paciente (como Alba) refiere dolor muscular, agarrotamiento, calambres y pérdida de fuerza general. Esta degradación proteica afecta al sistema inmunitario y produce una inmunosupresión, de la que ya hemos hablado.
- **Aumenta la reabsorción ósea.** Como los huesos también tienen proteínas, a por ellos que se va también el cortisol, y aumenta el predominio de destrucción de hueso sobre su construcción. No es raro que pacientes que consumen corticoides de forma crónica puedan tener

alguna fractura. Por eso, en cuanto un brote de enfermedad autoinmune está controlado, se intenta desescalar lo más rápido posible a un fármaco inmunosupresor no corticoideo para proteger la masa mineral ósea.

- **Aumenta el sistema nervioso simpático.** El cortisol también favorece la activación corporal, el metabolismo basal y el consumo de energía. En consecuencia, provoca que aumente el apetito y facilita la sobreingesta de calorías, lo que conlleva que el paciente gane peso de forma exacerbada. Además, al estar todo el día en alerta, se siente cansado, apagado y sin energía, ya que gasta muchos recursos a diario. Recuerda que, como hemos visto, el cortisol es la hormona del estrés. Imagínate estar estresado todo el rato, todo el tiempo y a diario, y, encima, con el sistema inmunitario suprimido. Es el mejor caldo de cultivo para infecciones potencialmente graves.

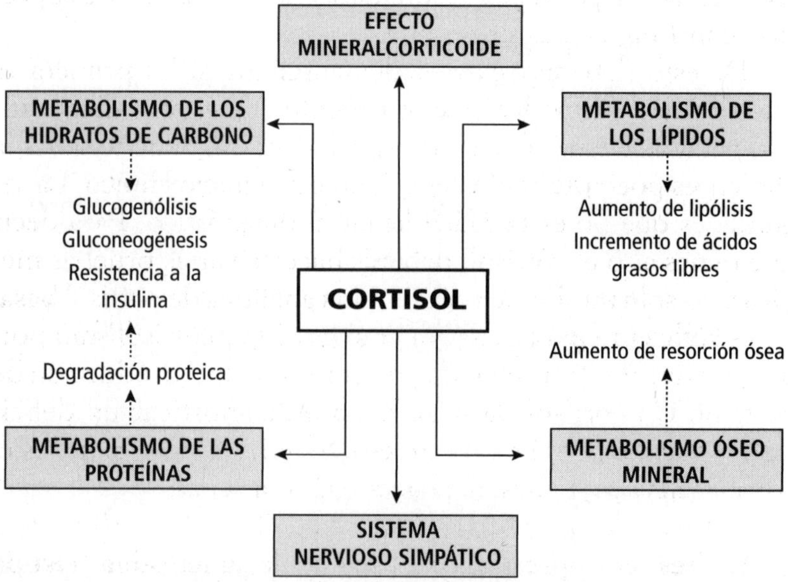

Figura 8. Esquema resumen de las funciones biológicas del cortisol. Fuente: elaboración propia.

Como te habrás dado cuenta, el síndrome de Cushing es algo serio. El cortisol elevado puede devastar el organismo y hacer que la salud del paciente empeore en muy poco tiempo. De ahí la importancia de diagnosticarlo pronto ante cualquier mínima sospecha para empezar a tratarlo, si lo precisa. En el caso de Alba, a los pocos días ya estaba con ketoconazol, un fármaco que reduce la actividad de la glándula suprarrenal para bajar los niveles de cortisol.

En la actualidad está a la espera de cirugía para extirparle la suprarrenal, que en su caso era el foco de hiperproducción de cortisol. Pero podría no haber sido ahí. De hecho, lo más frecuente es que la hipófisis genere un exceso de corticotropina (ACTH) que vaya a la suprarrenal y dé la orden de producir cortisol.

En este caso lo llamamos «enfermedad de Cushing», un microadenoma hipofisario que produce ACTH y activa la suprarrenal. En Alba no sucedió eso, sino que tenía una hiperproducción autónoma de la propia glándula, por lo que la ACTH se suprimió y eso ayudó a diagnosticarla, aparte del cortisol elevado en orina de veinticuatro horas y el test de supresión con 1 mg de dexametasona.

De esto debemos extraer dos enseñanzas. La primera es que es una enfermedad poco frecuente y que, para diagnosticarla, hay que tener una alta sospecha clínica. Si no te sabes la clínica, es poco probable llegar a un buen juicio clínico. La segunda es que no es tan fácil llegar al diagnóstico. Para decir que tienes alto el cortisol, deberás hacerte varias pruebas médicas, no solo un simple análisis. Una analítica de cortisol basal no es suficiente para determinar si hay hipercortisolismo porque puede salir normal en un paciente con hiperproducción de cortisol. Un cortisol basal sirve para diagnosticar un déficit de producción, pero no un exceso. Si quieres saber si tienes el cortisol elevado, tienes que hacerte tres pruebas:

1. **Test de supresión con 1 mg de dexametasona (test de Nugent).** Tiene que salir alterado, con valores superiores a 1,8 µg/dl.

2. **Cortisol en orina de veinticuatro horas.** Tras recoger la orina de todo un día, se debe analizar y medir cuánto cortisol ha eliminado el cuerpo. Valores superiores a 300 µg/24 h son sugestivos de hipercortisolismo.

3. **Cortisol salival nocturno.** Esta prueba es más complicada y puede salir alterada en personas como los trabajadores de turno de noche, por lo que es más frecuente hacer las dos anteriores.

Si no hay al menos dos pruebas alteradas en dos días diferentes, no tendrás exceso de cortisol. Punto. Será otra cosa, pero eso no. Tengo que decirlo porque hay mucho espabilao en las redes que afirma que el problema es del cortisol, que inflama. Que te quede claro: el hipercortisolismo SÍ puede inflamar y engordar; el cortisol, por sí solo, no. Por supuesto, si piensas que el cortisol es el culpable de tu problema de peso, pídele a tu médico que te haga estas pruebas para averiguar si lo tienes elevado. Si no es así, no te confundas: el problema no está en tus glándulas ni en tus hormonas, sino en tus hábitos.

El tiroides, ese gran incomprendido

Nunca una glándula ha sido más vilipendiada y demonizada que esta. De apenas veinte gramos de peso y localizada en la parte central-baja del cuello, mucha gente considera que es la culpable de su sobrepeso. No creo que se escape el endocrino o el nutricionista cuyo paciente no le haya dicho nunca que engorda por el tiroides. Está a la orden del día. Sin embargo, por mucho que se repita una mentira jamás será verdad. Veamos por qué. Comencemos por su funcionamiento.

Al igual que hemos visto con el cortisol, la hipófisis juega un papel fundamental en la producción de hormona tiroidea. Esta glándula situada en la base del cerebro se encarga de producir varias hormonas importantes, y la TSH es una de ellas.

La TSH ordena a la glándula tiroides que produzca dos hormonas principales: la T_3 (triyodotironina) y la T_4 (tiroxina). Producimos más cantidad de T_4 para que se desyode (pierda una molécula de yodo) y se convierta en T_3, que es la que al final ejerce esta función. Cuando a la glándula tiroides le cuesta trabajar, es decir, producir esas dos hormonas, la TSH se eleva para compensarlo. Sería algo así como el jefe que grita a sus empleados para que trabajen.

En las analíticas, el hipotiroidismo se detecta cuando hay una elevación de la TSH por encima del rango de referencia del laboratorio junto con la tiroxina por debajo del límite. Diagnóstico hecho. Tienes hipotiroidismo. Ahora hay que ponerle apellidos en función de la causa que lo ha provocado. Tenemos varias. La primera y principal (o más común) es la autoinmune: el hipotiroidismo primario autoinmune o enfermedad o hipotiroidismo de Hashimoto (escribo todos los nombres para no liarla, ya que según al médico que vayas la llamará de una forma u otra, pero al final es lo mismo).

Esta autoinmunidad la desencadenan principalmente dos anticuerpos, los antitiroglobulina y los antiperoxidasa tiroidea, que atacarán la tiroides y tratarán de destruirla, ya que perciben como extraños los componentes biológicos de la glándula. La tiroglobulina es una proteína exclusiva producida en la glándula tiroides a partir de la cual se sintetizan las hormonas, y la peroxidasa es una enzima que está dentro de la glándula y la protege de los radicales libres. Cuando atacamos estas estructuras, con toda probabilidad la glándula tiroides irá perdiendo función poco a poco. En la analítica podemos detectar estos anticuerpos y, si nos encontramos en ella la TSH alta, la T_4 baja y los anticuerpos positivos, bingo, tenemos diagnóstico y, por suerte, tratamiento: la tiroxina (T_4). Cuando introducimos esta hormona en formato pastilla (levotiroxina o Eutirox©, por su famosa marca comercial), lo que hacemos es reponer la que le falta al paciente. No es tóxica, no inflama, no engorda ni produce problemas serios de salud a largo plazo (salvo si se sobre o infradosifica). Por lo tanto, no está mal ni es problemático tomar esta medicación a largo plazo. De hecho, lo patológico es no tomarla cuando está indicado. Ahí sí que nos podemos buscar un problema serio.

Recuerdo el caso de una paciente que ingresó en el hospital porque llevaba alrededor de un año sin tomar la pastilla para el tiroides. Tuvo incluso que ingresar en la UCI porque llegaba en coma, ahí es poco. Si se da este tipo de complicación, puede ser potencialmente mortal. Por suerte, la señora salvó la vida, pero podría no haber sido así. Por lo tanto, si tienes hipotiroidismo, no te tomes a cachondeo tu tratamiento y trata de cumplirlo lo mejor posible. Más de uno y de dos se han llevado un buen susto por el clásico «Yo es que solo tomo cosas naturales». La quimiofobia, llevada al extremo, puede matar.

Por tanto, si tomas Eutirox© o levotiroxina, aquí tienes algunas recomendaciones generales para seguir un correcto tratamiento a largo plazo:

1. Trata de tomar la medicación cada día, sin olvidos, a la misma hora. Si lo necesitas, ponte una alarma para recordártelo.

2. Si no te la has tomado a la misma hora de siempre, no pasa nada. Hazlo cuando te acuerdes y recupera tu horario habitual al día siguiente.

3. Espera un mínimo de media hora antes de la primera ingesta del día. Puede que, en algunos casos, necesites esperar una hora o más. Evalúate y prueba.

4. Nunca tomes la medicación con café o té, ya que puede alterar su absorción. Hazlo con un vaso de agua en ayunas nada más levantarte.

5. Por supuesto, sepárala de otros medicamentos. Algunos, como el omeprazol, el Almax© o los procinéticos, pueden alterar su asimilación. Tómatela por separado y,

si necesitas más medicación, adminístrala más adelante siguiendo el criterio de tu médico.

6. Si te han recetado otra medicación que requiera ayuno, puedes tomártela por la noche. En ese caso, deberás separar la toma al menos dos o tres horas de la ingesta, así que te recomiendo que adelantes la cena.

Si cumples todo esto, será muy raro que no controles bien el hipotiroidismo y que no tengas unos niveles de TSH en rango. La TSH es la hormona más importante que controlamos en las analíticas para comprobar que la dosis del tratamiento es correcta. Si sigue elevada tras empezar tu tratamiento hormonal sustitutivo con levotiroxina, tendremos que aumentar la dosis. Si, por el contrario, está demasiado baja, significará que nos hemos pasado de dosis y tendremos que reducirla. Siempre, siempre, siempre a criterio de tu médico. Ahora que ya sabes lo que es el hipotiroidismo, por qué se produce y cuáles son sus causas más importantes, ha llegado la hora de revelar el misterio: ¿de verdad engorda o es solo un mito?

¿Tengo tiroides del que engorda o del que adelgaza?

Como ya sabes, la glándula tiroidea produce las hormonas T_3 y T_4, que se encargan, entre otras cosas, de activar el metabolismo para favorecer su funcionamiento. Cuando decimos que algo activa el metabolismo —que a lo mejor parece muy abstracto—, en realidad lo que significa es que deriva los recursos a producir energía. Para ello, las hormonas tiroideas facilitan la oxidación de grasa y glucosa, aumentan la frecuencia cardiaca para que el corazón bombee más sangre y activan el sistema nervioso central para estar alerta.

Funcionan tan así que una crisis de hipertiroidismo puede confundirse con un ataque de pánico: sudores, palpitaciones, angustia, nerviosismo, temblor en las manos... Durante este estado, se activa tanto el sistema metabólico que muchas veces la persona pierde peso, aunque lo recupera cuando comienza el tratamiento antitiroideo. Por tanto, no es una pérdida real. En definitiva, la persona está tan hiperactiva y consume tantos de sus recursos, incluso con diarrea u otros síntomas digestivos, que se precipita la pérdida de peso. Por eso se conoce como «tiroides que adelgaza»: hipertiroidismo.

Por su parte, el hipotiroidismo se suele asociar a lo opuesto: ganancia de peso. Ciertamente, cuando hay un hipotiroidismo real, podría ganarse algo de peso, ya que el metabolismo se ralentiza. Tenemos menos tiroxina y, por lo tanto, la oxidación de la grasa y la glucosa funciona peor, correcto. Pero este sistema tarda poco en volver a la normalidad cuando se comienza el tratamiento hormonal con levotiroxina. En ese momento, si el trastorno hormonal está corregido, el sobrepeso ya no depende de las hormonas, sino de los hábitos. De manera que puedo afirmar que la ganancia de peso derivada del hipotiroidismo tiene más de mito que de realidad. ¿Algo puede influir? Sí, claro, como todo, pero en una ínfima magnitud, y además es modificable con el tratamiento.

Por lo tanto, para cerrar este capítulo dedicado a las hormonas más demonizadas de la historia, quiero asegurarte que tu problema no es que el cortisol te inflame ni que el hipotiroidismo te haga engordar. El reto está en darnos cuenta de las verdaderas causas de la obesidad y ponerles remedio. Muchas veces no queremos afrontarlas porque suponen cambios en el estilo de vida a los que nos resistimos, y aún peor, cambios en la mentalidad y el entorno. Por eso nos esforzamos en cambiar la dieta y unos alimentos por otros. Y, cuando fracasamos, por usar el enfoque inadecuado, culpamos a nuestras hormonas, algo etéreo y difuso.

Ha llegado la hora de responsabilizarte y de poner las cartas sobre la mesa. Es el momento de decir que ya está bien, que no vas a tolerar ni un minuto más vivir una vida que no te representa ni te hace feliz. Antes de pasar al siguiente capítulo, quiero que te tomes un minuto de reflexión y medites sobre lo que llevas leído. ¿Cuáles de los mitos te han hecho más daño? ¿Cuáles sigues defendiendo a capa y espada? ¿Cuáles son los que más te hacen sufrir? La vida no va de cuántos libros lees, sino cuántos aplicas de verdad. ¿Qué prefieres, que este libro sea solo uno más o que te dé resultados? En el momento en que hagas este ejercicio y estés preparada para cambiar, tendremos que afrontar un último mito tiroideo: el maldito gluten.

¿Dieta sin gluten para el hipotiroidismo?

Decir que algo no lleva gluten está de moda, parece como que es más sano. Nos han comido la cabeza con que el gluten es el nuevo cianuro, casi peor que beberse un litro de anticongelante. También inflama y engorda. Muchos autorcillos han afirmado que, para controlar el hipotiroidismo, hay que dejar de consumir gluten por la sencilla razón de que la celiaquía está muy asociada a este. Su razonamiento es el siguiente: «El gluten genera inflamación intestinal, y dicho proceso provoca autoinmunidad, que al final desencadena un ataque al tiroides». En su cabeza suena genial, supongo que para vender más cursos de dieta antiinflamatoria.

Empecemos, como siempre, por el principio: ¿qué diantres es el gluten? Una proteína que contienen los cereales TACC: trigo, avena, cebada y centeno. En concreto, tiene un componente de difícil digestión para algunas personas: las alfa-gliadinas. Cuando entran en contacto con la mucosa intestinal para absorberse, no lo hacen de forma correcta porque no se procesan bien en el tubo digestivo. Debido a ello, podrían llegar a producir inflamación intestinal, que en última instancia generaría la famosa permeabilidad. Ya sabes, hay inflamación, vienen células inmunitarias, aumenta el aporte sanguíneo y, por lo tanto, puede haber más transvase de elementos internos del intestino a la sangre.

Por supuesto, esto es malo y hay que evitarlo. ¿Cómo? Precisamente eliminando el gluten de la dieta en las personas celíacas o sensibles al gluten no celíacas (intolerantes al gluten sin criterios de celiaquía). La celiaquía es una patología que consideramos autoinmune porque se generan una serie de anticuerpos (antitransglutaminasa y antiendomisio) que atacan al aparato digestivo cuando hay presencia de gluten en él. ¿Y qué hacemos? Eliminamos el gluten de la dieta y problema resuelto. De hecho, si hay transgresiones dietéticas y la persona celíaca sigue consumiendo gluten, pueden aparecer problemas severos de malabsorción, inflamación y, en el peor de los casos, linfoma de origen intestinal. No es broma.

El problema, como siempre, es cuando extrapolamos a la población general las características de un grupo específico como son los celíacos. Para ellos tomar gluten es malo, pero no es así para sujetos sin celiaquía. En un estudio de seguimiento que se realizó durante veintiséis años a más de cien mil personas en el que se separó a los que no tomaban gluten de los que sí, se observó que no se relacionaba su consumo con un aumento de enfermedad coronaria.[2]

Las conclusiones del estudio fueron claras: no se apreció que retirar el gluten de la dieta en personas no celíacas fuera beneficioso respecto a las que no lo tomaban. Es más, el hecho de retirar el gluten de la alimentación podría hacer que se dejasen de consumir cereales integrales, a todas luces saludables. Por lo tanto, no está recomendado restringir el gluten de la alimentación si la persona no es celíaca.

Que exista hipotiroidismo no significa que la celiaquía sea su causa. Asociación no implica causalidad. Es cierto que muchas enfermedades autoinmunes tienden a asociarse. Por ejemplo, no es raro que un paciente con hipotiroidismo tenga diabetes tipo 1 o celiaquía. Pero, de nuevo, que tengas una no significa que vayas a tener las tres. Y si tienes las tres no es porque una es causante de otra. Solo han coincidido en espacio y tiempo.

Teniendo esto en cuenta, existe una peligrosa corriente que nos quiere hacer creer lo contrario: «Come sin gluten y evita enfermar». Punto primero: ¿dónde está escrito que comer gluten genere enfermedades? Si nos vamos a grandes estudios poblacionales en los que se comprueba si las personas que consumen cereales integrales tienen mejor salud, se concluye que, en general, así es.[3] Es decir, hay personas que consumen trigo integral, avena y otros cereales integrales que muestran buena salud general. Sabemos que consumirlos dentro de un buen patrón alimentario basado en la dieta mediterránea nos protege de muchas enfermedades crónicas. ¿Por qué motivo íbamos a renunciar a algo que nos puede aportar beneficios?

Los defensores de la dieta antiinflamatoria afirman que debemos alejarnos de los supuestos alimentos proinflamatorios. Entre ellos destacan los lácteos en general. ¿Nunca has oído eso de que la leche inflama o que el ser humano es el único animal que toma leche después de la lactancia? Por eso, concluyen, no deberíamos tomar leche. Son unos genios, figuras, números uno, mastodontes y capitanes América. Claro que sí, guapi. Si todo fuera tan sencillo... A poco que revises la literatura científica verás que los lácteos no solo no se asocian con una mayor tasa de enfermedades, sino que podrían ayudar a reducir la inflamación.[4] Y aquí estamos, prohibiéndole a la gente que beba leche y coma queso. Un desastre. Ni el gluten debe estar prohibido por sistema a la gente no celíaca o intolerante ni tampoco los lácteos. Al contrario, son alimentos que, consumidos en proporciones correctas, sumarán beneficios.

¿No te parece mucha casualidad que todo el mundo pregunte si puede tomar leche, queso o cereales, pero no se plantee nada respecto a las palmeritas? Todos quieren saber cuánta fruta está permitida, pero nadie se cuestiona si puede comer cañas de chocolate. No sabemos comer, y hacemos preguntas que rayan lo absurdo. Mucha gente piensa que usa las redes sociales para informarse. Es mentira, las usan para entretenerse, que es muy distinto. Más que informar, lo que se suele encontrar ahí es desinformación y afirmaciones absurdas. Solo tienes que ver los perfiles ceto, de nutrición paleo o antiinflamación. En YouTube, he llegado a leer en comentarios que el problema es la convergencia molecular... En fin, Serafín.

Si tienes hipotiroidismo, tómate la medicación siguiendo los seis puntos que has visto, y no pienses que debes eliminar el gluten si no tienes celiaquía ni creas que tu problema es la inflamación. La inflamación crónica de bajo grado, la que preocupa, la resolveremos con un buen estilo de vida, no con un alimento concreto incluido o restringido. Por último, me gustaría resolver una duda que tienen muchos pacientes: «¿Puedo reducir la autoinmunidad contra mi tiroides?».

Ciertamente, algunos estudios en los que se suplementa con vitamina D o selenio a sujetos con hipotiroidismo autoinmune describen una reducción de la autoinmunidad tiroidea. Otros no han llegado a estos hallazgos. Pero, entre tú y yo, aunque eso funcione, es chocolate del loro. Si quieres, puedes reducir los anticuerpos antitiroideos. Está muy bien que tengas unos niveles de vitamina D en rango, como veremos en el capítulo «Suplementación útil», pero, aunque tus anticuerpos pasen de cien a cincuenta, seguirás teniendo autoinmunidad. En serio, no te compliques. Hazlo fácil. Cuando oigas un mensaje que demoniza un alimento en concreto o ensalza otro, lo más probable es que no sea cierto. En el siguiente capítulo extirparemos otro mito hormonal extendido: la THM.

9

El miedo infundado a la terapia hormonal

Llegamos a uno de mis capítulos favoritos. Es el momento de reventar un gran mito y de arrojar un rayo de esperanza a las mujeres que están en la edad de la menopausia. La THM es una gran ayuda para las candidatas a ella. Sin embargo, si sabemos que este tratamiento existe y que podría ofrecer grandes beneficios, ¿por qué solo se lo administran unas pocas? La respuesta suele estar en el desconocimiento y la desinformación sumados a una hormonofobia socialmente establecida.

Comencemos por el principio. En los años ochenta y noventa, era rara la mujer que no recibía THM. Médicos mayores que yo me han comentado que incluso llegaban a administrársela a pacientes de hasta ochenta años. De locos. Debido a ello, aparecían varios efectos adversos y se plantearon algunas hipótesis: «¿Lo estaremos haciendo bien desde la comunidad médica?», «¿Damos hormonas para mejorar la salud o se está volviendo en nuestra contra?».

Debido a estas preguntas, en 2002 aparecieron los resultados del estudio Women's Health Initiative (WHI),[1] que generó un gran revuelo mediático e hizo saltar las alarmas entre la población, pues puso la palabra «cáncer» en boca de todos. Y así es. En este estudio se vio que las terapias hormonales se asociaban a un mayor riesgo de cáncer de mama, mayor tasa de enfermedad cardiovascular y mayores eventos de trombosis venosa, aunque con una mejora sustancial de la masa mineral ósea y una reducción de las fracturas de cadera, datos interesantes, cuando menos. Debido a los resultados de este estudio, muchos médicos comenzaron a contraindicar las terapias hormonales y la población femenina sufrió las consecuencias que todavía la azota a día de hoy.

Por fortuna, sabemos que los resultados de este estudio fueron los que fueron debido a que no se tuvieron en cuenta o se pasaron por alto los siguientes factores modificadores:

- **Edad de inicio de la terapia.** No es lo mismo comenzarla cuando empieza la menopausia que quince años después. El estudio incluyó a mujeres que habían superado los sesenta o que llevaban más de diez años con la menopausia.
- **Tipos de preparado.** No es igual una formulación que otras respecto al riesgo cardiovascular, ni tampoco una fórmula oral que una transdérmica o vaginal.
- **Tipos de fármaco.** No es lo mismo un fármaco bioidéntico (igual que la hormona naturalmente producida por la glándula) que uno sintético (parecido, sin llegar a ser igual).
- **Dosis.** Parece que utilizar dosis menores es mejor que más elevadas.
- **Perfil de la paciente.** Algunas tienen contraindicaciones absolutas para la THM y otras relativas o ninguna en especial. El estudio incluyó a mujeres de alto riesgo cardiovascular y con factores de riesgo de cáncer en general, lo que alteró los resultados.

De nuevo, si tenemos que responder a la pregunta de las terapias hormonales sí o no, la respuesta es «Depende». En el ámbito de la salud, la gran parte de las respuestas se orientan a esta palabra. En un alto porcentaje, la verdad se encuentra ahí. Cuando alguien responde de forma tajante o sentando cátedra con un sí o un no rotundo, desconfía. La verdad suele hallarse en un punto intermedio. Como esto es así, en los próximos apartados comenzaremos por desmontar los mitos en torno a esta terapia y en la tercera parte averiguarás si puedes ser candidata a ella.

¿Las hormonas producen cáncer?

Este mito es quizá el que más nos preocupa a todos ¿Tendré cáncer o un aumento del riesgo de padecerlo si decido ponerme la THM? Muchas mujeres son reticentes a iniciar la terapia justo por esto. Pueden estar muriéndose con los sofocos, los calores y el insomnio, que prefieren aguantarse con tal de no exponerse a este supuesto riesgo. Veamos qué tiene de cierto. En el WHI se vio que las mujeres que se administraban la terapia tenían un mayor riesgo de cáncer de mama.

Un cáncer de mama puede ser hormonodependiente, es decir, crecería tras administrarse hormonas que actúan como factores de crecimiento. En este caso, como la mama tiene receptores de estrógeno, muchas mujeres supervivientes al cáncer de mama reciben tratamiento hormonal antiestrogénico para evitar una recidiva tumoral. Pero no confundamos causa con consecuencia. Es cierto que, si ya existe un cáncer de mama activo o la mujer ha sobrevivido a él, existe una contraindicación de la terapia. Pero no si no se ha presentado.

Por lo general, a partir de los cincuenta años las mujeres suelen realizarse cada año o cada dos un *screening* de cáncer de mama mediante mamografías. De ahí la importancia del diagnóstico precoz. En la actualidad, no se indica ninguna terapia hormonal si antes la mujer no ha presentado una mamografía y una exploración ginecológica limpias, es decir, en las que no se vean lesiones tumorales. En ese caso, podemos afirmar que la THM es segura siempre que no haya otras contraindicaciones que veremos más adelante. Quédate con lo siguiente: la THM no provoca cáncer, pero, ante un cáncer hormonodependiente, existente o preexistente, está contraindicada.

Veámoslo de otro modo. Si los estrógenos provocaran cáncer, todas las adolescentes y muchas mujeres perimenopáusicas lo desarrollarían, y no es así. Recuerda que el cáncer es una enfermedad multifactorial, es decir, para que se desarrolle debe producirse la conjunción de varios factores. No es tan sencillo. Es más, muchas veces sobreestimamos el riesgo de tener cáncer si nos administramos THM pero infraestimamos la posibilidad de tenerlo por otros hábitos más presentes en el día a día, como el tabaquismo o la obesidad.

Fumar y tener sobrepeso son dos factores de riesgo de cáncer claramente establecidos. El problema es que nos parecen menos importantes que la THM, y no es así. Si eres una mujer sana, sin sobrepeso, en forma, no fumadora y con poco tiempo de evolución de menopausia, podríamos decir que eres la candidata perfecta a la terapia. Sin embargo, eso no significa que las mujeres con sobrepeso o fumadoras no sean candidatas, solo hay que tener otras precauciones que ahora veremos.

En mis pacientes, cuando indico la THM solo lo hago si se da un entorno metabólico seguro: entrenamiento regular, movimiento diario, buena alimentación y buen descanso. En esos casos, la terapia hormonal tiene todas las de ganar. Sin embargo, cuando hay un ambiente poco saludable de por medio, no es que tenga las de perder, pero jugamos con mayor riesgo. No por la terapia en sí, sino por el entorno. No tengas miedo a las hormonas, céntrate en combatir los hábitos y factores de riesgo que sabemos que producen cáncer. Conviértete en una mujer saludable y nada podrá frenarte.

¿Las hormonas engordan?

Como ya hemos visto, las hormonas no son más que meros espectadores de la película de tu vida. En muy pocas ocasiones son responsables de la ganancia de peso, salvo los casos de síndrome de Cushing o sobredosificación de corticoides, como recordarás. En otros casos, no sucede así. Las hormonas, de hecho, muchas veces son el reflejo de nuestros hábitos.

Por ejemplo, cuando hay una resistencia a la insulina o un hipotiroidismo subclínico, la alteración hormonal que existe no hace ganar peso, sino al revés: como ganamos peso, alteramos las hormonas. Es un juego mal entendido. Cuando ganas peso, infiltras tus órganos de grasa y la insulina se eleva para meter la glucosa en las células, pero la que hace engordar no es la insulina. De nuevo, no confundas causa con consecuencia. Cuando engordamos, la TSH aumenta porque no es lo mismo la tiroxina que necesitamos para un peso de sesenta kilos que para uno de ciento veinte. La tiroides trabaja a marchas forzadas.

Por fortuna, muchas de estas alteraciones hormonales remiten cuando la persona pierde peso. Con la THM sucede exactamente lo mismo. Te puedes quedar muy tranquila, no te hará engordar. De hecho, puede favorecer una mejor distribución de la grasa. Eso no quiere decir que vayas a adelgazar (*stop* falsas promesas), sino que puedes prevenir que mucha de la grasa que en otras circunstancias se iría a las vísceras se mantenga bajo la piel. Eso es lo sano y lo fisiológico. Por eso, cuando la THM está bien indicada, puede reducir el riesgo cardiovascular.

Si quieres adelgazar, sí o sí tienes que estar en déficit calórico. Por fuerza. Si no, no habrá resultados. La THM no te hará engordar ni adelgazar. Tampoco remite la diabetes tipo 2 si ya existe, por lo que no la podemos considerar antidiabética. Lo que hace es mejorar su pronóstico cuando está bien indicada. De hecho, sabemos que las mujeres que tienen una menopausia precoz (es decir, antes de los cuarenta años) o adelantada (antes de los cuarenta y cinco) son más propensas a desarrollar diabetes tipo 2 respecto a las mujeres que tienen una menopausia más tardía.

La base de mi filosofía para tratar a las pacientes con THM está muy clara: no pretendas que las hormonas, por sí solas, hagan maravillas. La clave es proporcionar a la terapia hormonal un espacio adecuado, un contexto, un ambiente donde puedan hacer el mejor efecto. Si las administramos en un campo de minas, no solo no lograremos los resultados deseados, sino que en algunos casos puede ser perjudicial. La THM solo magnificará lo que eres de base. Por lo tanto, que la menopausia te pille confesada.

¿Las hormonas provocan infartos?

Como hemos mencionado, con la llegada del WHI en 2002 no solo aumentó el miedo al cáncer, sino también a los eventos cardiovasculares. Las mujeres que recibieron THM en el estudio registraron más infartos al corazón y más ictus que las que no. Como ya sabes, eso no significa que aumente la enfermedad cardiovascular *per se*, sino que no se indicó en el tipo de paciente correcto.

Los estrógenos son tremendamente cardioprotectores, es decir, todo lo contrario a lo que se espera de ellos. Sin embargo, ¿por qué en algunos casos podrían actuar de forma paradójica? De nuevo, todo depende del contexto del paciente. Si una mujer ha tenido un evento cardiovascular, tendrá placas ateromatosas en su árbol vascular. Recuerda que el estrógeno mejora la relajación de los vasos sanguíneos, promueve la elasticidad arterial, lo que reduce la tensión y el trabajo del corazón, y ayuda a eliminar colesterol por vía biliar. Es el santo grial contra la enfermedad cardiovascular, por eso las mujeres, cuando llegan a la menopausia, elevan su tasa de eventos cardiovasculares a la par que los hombres.

Por lo tanto, cuando aplicamos la terapia hormonal justo tras la menopausia o en la perimenopausia, podemos prolongar en el tiempo ese estado de protección cardiovascular. Sin embargo, si nos hemos alejado de la fecha de la menopausia, puede ser contraproducente. Los vasos sanguíneos, cuando llevan mucho tiempo sin exponerse al estradiol, pierden sus receptores, y eso implica que, cuando haya una mujer con evento cardiovascular por delante, se contraindique la terapia, pues podría hacer que se liberase una placa ateromatosa, si la hay, y se generase otro evento.[2]

Por lo tanto, si eres una mujer con criterios de indicación de THM, no tengas miedo al infarto. En la tercera parte descubrirás si puedes ser candidata a esta terapia y qué vías de administración y dosis te podrían beneficiar más. Tendrá un mejor efecto en ti en función de cómo sea tu vida antes de la menopausia y en los años posteriores. Sin embargo, nunca es tarde para hacerlo, y, en algunos casos, la terapia podría ser el motor del cambio que necesitas.

¿Las hormonas producen trombosis?

Otro miedo que pueden tener las mujeres antes de administrarse la THM es no saber si están en riesgo de padecer un evento trombótico a raíz de eso. Un trombo en el árbol venoso puede ser una complicación importante, ya que en un momento dado puede soltarse y migrar hacia el pulmón, desencadenando un tromboembolismo pulmonar que, en el peor de los casos, puede ser mortal. Por suerte, el riesgo de que esto ocurra es bajo.

Si existe, es más alto en un perfil de mujeres muy concreto: con obesidad, factores de riesgo cardiovascular y, además, fumadoras. Pero ni siquiera en estos casos está contraindicada la terapia, ya que, según la vía de administración y la dosis, el riesgo aún puede considerarse bajo. El fundamento de este miedo también procede de los resultados del WHI. Las mujeres que tomaron la THM tuvieron más eventos trombóticos que las que no. Pero ya sabemos que los datos del estudio estaban muy sesgados por el tipo de paciente que incluían.

Si eres una mujer sana, sin patologías, no fumas y nunca has tenido un evento de trombosis ni ningún factor de riesgo que la propicie, puedes estar tranquila. Si tuviste trombosis en el pasado o tienes una enfermedad de coagulación sanguínea como el factor V Leyden, un síndrome antifosfolípido u otra enfermedad que aumente el riesgo de trombosis, entonces sé precavida. En principio, en esos casos se contraindica, aunque, ante cualquier duda, consulta con un hematólogo.

¿SON PELIGROSAS LAS HORMONAS SI TIENES DIABETES U OBESIDAD?

En este punto hay que detenerse un poquito, porque no son pocas las mujeres con obesidad y diabetes tipo 2 mayores de cincuenta años que presentan síntomas derivados de la menopausia. De entrada, debemos admitir que ni la obesidad ni la diabetes tipo 2 son, por sí mismas, una contraindicación para recibir la THM. A pesar de ello, debemos tener en cuenta otra serie de factores. Como hemos visto, estas mujeres presentan un mayor riesgo cardiovascular y de trombosis, así como también de cáncer de mama (por la obesidad).

Es decir, si no hacemos nada y continuamos en la misma situación, estas enfermedades pueden desencadenarse con o sin THM. Los factores de riesgo son muy claros, y si además la persona es fumadora activa, más riesgo, si cabe. Sin embargo, son mitigables si la mujer decide dar un golpe encima de la mesa y opta por cambiar su estilo de vida. Y no tiene color. No es lo mismo tratar a una mujer que, de base, tiene buenos hábitos que a otra que espera que las hormonas sean la nueva píldora mágica que solucione todos sus problemas sin que ella tenga que cambiar. *Spoiler*: eso no ocurre.

Las hormonas no son el santo grial ni el elixir milagroso de la juventud, no te van a dar nada que tú no te des; solo potencian lo que ya eres. Si administramos las hormonas en un terreno poco fértil, probablemente nada bueno salga de ahí. Sin embargo, si decides cuidarte, empezar a hacer ejercicio, dejas de fumar y comienzas a alimentarte mejor, quizá en pocos meses estés mucho mejor de lo que crees. En ese punto, y si no hay contraindicaciones mayores, la THM puede ser muy beneficiosa. Pero no hará el trabajo por ti ni te devolverá tu versión de los treinta años. Olvídate de eso.

Si aspiras a pasar el resto de tu vida con mayor calidad y fuerza, evitar fracturas de cadera y tener una buena salud metabólica, estás en el sitio indicado. Si lo que pretendes es volver a ponerte el vestido de la talla S y te da igual todo lo demás, mal encaminada vas. Partiendo de esas aspiraciones más ajustadas a la realidad, ya podemos trabajar juntos. Y para ello el primer paso es cambiar tu estilo de vida, como veremos en la tercera parte. Una vez subamos ese escalón, pasaremos al siguiente. Pero el primero es el primero, no lo olvides.

Para que veas hasta qué punto tiene relevancia para mí, en mi práctica clínica no acepto a ninguna mujer (y cuando digo ninguna es ninguna) que solo quiera la THM de la menopausia, sin comprometerse a un cambio de estilo de vida. Sé que no es una opinión popular, pero no busco ir a volumen, sino el beneficio para el paciente. Cualquier médico te puede recetar una pastilla o una crema diaria, pero pocos se preocuparán por tu proceso de cambio. Una vez hayas decidido hacerlo así y no de otra manera, los resultados serán infinitamente mejores.

Y, por supuesto, este libro es para las mujeres que deciden seguir los pasos en orden (y funcionará). Ahora que lo has hecho bien y estás cuidando de tu estilo de vida, si aplicas una dosis baja por vía transdérmica en lugar de por vía oral, los resultados serán mejores, y los riesgos, inferiores. Recuerda, para evitar el cáncer de mama, las trombosis o la enfermedad cardiovascular, la primera decisión es cuidar tus hábitos y lo demás, como dice la Biblia, se te dará por añadidura.

Hasta aquí este capítulo que pretende desmentir los mitos más comunes sobre las hormonas. Ha quedado información incompleta, pero la trabajaremos en la tercera parte, cuando veamos en qué casos podemos aplicar la THM, los tipos de preparado que existen, las dosis, las vías de administración y, en definitiva, la información concreta para que puedas revisarla con detalle. El siguiente capítulo es, desde mi punto de vista, uno de los más importantes y de los que más limitan de cara a perder peso. Hazme caso, muy pocos hablan de ello y no entienden su importancia vital. Hablo del entorno en el que te mueves.

10

El impacto del entorno y la cultura en la percepción del peso: el estigma del peso y el ambiente obesogénico

«No tengo fuerza de voluntad». Como vimos en el capítulo 7, esta es una de las frases que más dicen las mujeres que quieren perder peso y se sienten frustradas por ello. En *Maldito azúcar* explico que no se trata de tener más o menos fuerza de voluntad, sino de desarrollar hábitos que nos faciliten la vida. No al contrario, que es lo más habitual. Cuando hago clases en directo, siempre pregunto: «Cuando fuiste madre, ¿necesitabas fuerza de voluntad para cuidar de tus hijos?». Todas me dicen que no. Entonces ¿realmente es un problema de fuerza de voluntad o de sistema? En este capítulo quiero ir un paso más allá y centrarme en el ambiente en que vivimos.

Se dice, y se sabe, que vivimos en un entorno obesogénico. Este modelo de vida occidental que llevamos nos predispone a la obesidad. El ambiente impregna todos los ámbitos de la vida, y es muy difícil oponerse a él; en especial si no sabes que existe. Pero, como se suele decir en el mundo jurídico, el desconocimiento de una ley no exime de su cumplimiento. Por eso piensas que tienes que estar todo el tiempo tirando de fuerza de voluntad. La usas porque primero tienes que arreglar el entorno.

El problema es cuando intentas perder peso sin cambiar el ambiente que te rodea. Piénsalo: ¿cómo vas a perder peso si tus hijos y tu marido siguen comiendo crema de cacao a diario? Acabarás cayendo tú también. ¿Cómo vas a perder peso si organizas tu día de manera que dejas el ejercicio para el final, con la falsa ilusión de que ya lo harás? Pobre ilusa, sabes que no. Pero te engañas pensando que sí. Te gusta creer que en algún arranque de motivación de superheroína lo harás. Pero no, el ambiente es más poderoso que tú. Por buenas que sean tus intenciones cocinando y por muy sanos que elijas los ingredientes, si siempre comes de un plato sucio, la comida sabrá fatal. Por eso, limpia el plato y luego sírvete la cena. No lo hagas al revés, como siempre. De otro modo, siempre pensarás que te falta cocinar un poco mejor. Y la realidad es que no, ya cocinas bien. Lo único que necesitas es mejorar la limpieza de tu vajilla, o sea, el entorno y el ambiente en que te mueves. Para ello, te presentaré estrategias concretas en la tercera parte del libro.

Además, a este disparatado estilo de vida del siglo XXI se le suma una nueva ideología que cada vez impregna más el inconsciente colectivo: el *body positive* o, en español, la aceptación de la imagen corporal.

¿Tiene razón el *body positive*?

Esta nueva corriente de pensamiento ha surgido en los últimos años como una forma de protesta ante la discriminación social hacia la persona con obesidad. Hoy sabemos que esta podría encontrarse con ciertos hándicaps sociales respecto a alguien con normopeso. Veamos algunos de ellos:

- Menor acceso a puestos de trabajo en igualdad de condiciones curriculares y experiencia profesional.[1]
- Si ya tiene empleo, el riesgo de despido es más alto y se reduce el acceso a la promoción interna. Además, suele cobrar menos.[2]
- Condenas de prisión o multas más altas a pesar de que el delito cometido sea el mismo.

- Retraso en el diagnóstico o errores médicos aunque presente la misma sintomatología que un paciente delgado. Esto podría conllevar un aumento de la mortalidad por las mismas enfermedades.[3]
- Consultas médicas más cortas y con menor exploración física, lo que podría provocar una menor adherencia al tratamiento y un aumento de la prevalencia de enfermedades crónicas.[4]
- Mayor tasa de aislamiento social y percepción de soledad, lo que podría generar trastornos depresivos e incluso suicidio en casos extremos. En parte, la persona con obesidad tiene más estrés crónico por este juicio de valor social.
- Estudios longitudinales en EE. UU. mostraron un incremento del 57-59 % del riesgo de mortalidad en personas que experimentan discriminación por peso, y, con el tiempo, peor movilidad funcional.[5]
- Mayores tasas de *bullying*, acoso social y aislamiento desde la infancia y la adolescencia, lo que podría provocar un menor rendimiento académico.[6]
- Estigmatización social y cultural como persona tendente a la pereza y la gula.[7] No es raro presentar en las películas y series a quien padece obesidad como el pagafantas o el menos espabilado. Está claro que se utiliza mucho más el humor (negro) hacia estas personas que hacia las delgadas.

Si repasas la evidencia científica existente respecto a esta temática, es amplia y está bien documentada. Te lo puede confirmar cualquier persona con sobrepeso u obesidad, ya que lo vive en sus propias carnes a diario. Quizá el comentario sin mala intención de: «Oye, has engordado, ¿no?» pueda hacer gracia, pero a quien lo recibe le sienta como una patada en las gónadas. La persona con obesidad es objeto de burla frecuente, es algo que está en el ideario colectivo. Debido a ello, los adalides de este movimiento reafirman que vivimos en una sociedad gordofóbica. Hasta este punto estoy de acuerdo con ellos, tienen razón y, hasta cierto punto, la ciencia los respalda. Pero, como todo mensaje, puede pervertirse con los incentivos adecuados.

¿POR QUÉ EL *BODY POSITIVE* ES EN EL FONDO UNA ESTAFA?

Hasta ahora he mencionado los aspectos positivos del movimiento *body positive* (que los tiene). Sin embargo, no podemos quedarnos en la superficie a la hora de explorar este tema. Cuando existe un movimiento social y la gente se adhiere a él, gana el que consigue la atención de la masa. Por lo general, esto se logra con un discurso extremo y polarizador. Podríamos preguntarnos por qué a alguien le interesa que lo consideren el altavoz de este movimiento, pero eso lo dejaremos para más adelante. Empecemos por analizar los mensajes que propagan estos sujetos (o *sujetes*, según se mire). De nuevo, no me creas por el hecho de ser endocrino. Analicemos lo que dice la ciencia y extraigamos conclusiones.

1. *«La obesidad no es una enfermedad. Se puede estar sano aun teniendo sobrepeso»*

De entrada, esta frase contiene dos mentiras. La primera, según varias sociedades científicas, la obesidad se considera tanto una enfermedad en sí misma como un factor de riesgo para otras muchas. En este punto se suele argumentar que, si la persona está sana y se encuentra bien, su salud está bien. Partiendo de esa premisa, no serían enfermos. Hasta cierto punto podrían tener razón, ya que no es lo mismo una obesidad de grado I que una de grado III. Tampoco es igual una obesidad con un tiempo de evolución de pocos años que una de décadas. Sería cierto, por lo tanto, que, si durante toda la vida has estado en normopeso y en un año has cogido diez kilos, catalogarte como enfermo sería excederse.

Pero una cosa es tener más o menos salud en el momento actual y otra muy distinta pensar que eso será así siempre. El cuerpo cuenta con muchos mecanismos de adaptación a la enfermedad. Es muy listo y no quiere que te mueras, al menos no con facilidad. Por eso, a pesar de que lo maltratemos con el sobrepeso, a corto plazo el cuerpo se acostumbra. Tener grasa en el hígado es a todas luces patológico, pero es una adaptación del organismo cuando ya no podemos seguir acumulando grasa bajo la piel. Fumar es malo, pero nuestro árbol bronquial se adapta al humo del tabaco y genera un epitelio diferente. Tener reflujo gastroesofágico no es bueno, pero el esófago se adapta a ello. A corto plazo, el cuerpo puede adaptarse a la obesidad, y es normal que las analíticas salgan bien. En la literatura científica esto se conoce como «obesidad metabólicamente sana» (OMS).

Pero podríamos comparar la OMS con el fotograma de una película. Estamos viendo una escena en la que el malo está consiguiendo lo que quiere. Pero, si nos vamos al final, cuando lo derrotan, la película cambia mucho. Además, como ya sabemos, la obesidad no va solo de alteraciones analíticas, sino también de físicas y mecánicas, como la artrosis de rodilla y tener que ponerte una prótesis, la incapacidad para respirar correctamente y que el corazón bombee bien la sangre... A corto plazo, todo eso podría no aparecer en las analíticas.

A todos nos llama la atención que la glucosa o los triglicéridos suban en un análisis, pero, cuando eres tú el que no puede subir por las escaleras, parece que el problema no es tan grave. Tienes ascensor. No importa, ¿no? ¿O quizá sí? Según estos iluminaos, tendríamos que cambiar nuestro concepto de salud para que se amoldase a lo que ellos buscan. ¿O es saludable no poder abrocharte los cordones de los zapatos? ¿Es saludable no poder agacharte? ¿Tienes salud si de las rozaduras que tienes en los muslos no puedes ni caminar? Dale una vuelta.

2. *«Intentar perder peso es gordofóbico»*

Hace un par de años saltó a la palestra la noticia de que el influencer Ibai Llanos había tomado la decisión de perder peso. Tras mucho tiempo de intentos frustrados, decidió contratar a un entrenador personal para que lo acompañase durante el proceso. Además, fue valiente y decidió documentar su cambio en las redes sociales: entrenos, comidas, estilo de vida... todo. Rápidamente, Ibai comenzó a perder peso. Lo estaba haciendo genial. Amén también al trabajo de su entrenador, un *crack*.

A raíz de este cambio de vida —muy positivo, ya que, según Ibai, «Me estaba costando la salud»—, fueron muchos los defensores del movimiento *body positive* que comenzaron a echarle en cara: «Ibai no se acepta tal y como es, por eso quiere adelgazar. Todo lo hace por y para entrar en los cánones de belleza de una sociedad gordofóbica». Este argumento es muy perverso, pues se antepone el valor de la aceptación personal a la salud individual. Sería el equivalente a decir: «Si tienes cáncer, tratarse con quimioterapia es cancerofóbico. No lo hagas porque, si te curas, ¿qué pensarán los que no pueden curarse?». A todas luces, aquí entendemos a la perfección que tratarse el cáncer es una posibilidad que todo el mundo aceptaría si le sucediera.

Sin embargo, si consideramos la obesidad como lo que es, una enfermedad, debemos ir a por ella y tratarla como merece. No con dietas, no con sufrimientos ni dejando de comer o comiendo poco en cualquiera de sus formas. La solución no es esa. La solución no es la tortura. No está en seguir haciendo lo mismo de siempre. El movimiento *body positive* debería defender eso: iniciar una cruzada radical contra las dietas rápidas, no una oposición al cambio real y positivo. Intentar adelgazar no es gordofóbico, sino pensar que una persona con obesidad vale menos que una delgada.

Entiendo que muchas personas hayan encontrado consuelo en el *body positive*, y es bueno que se trabaje la autoestima, pero negar la enfermedad es muy distinto. Y voy a mojarme, porque lo pienso de verdad: siguen existiendo estos argumentos disparatados porque hay gente que ha montado una industria o un negocio en torno a ellos. Hay quien vende libros, hace obras de teatro o divulga su contenido en conferencias multitudinarias, y reciben ingresos mensuales por divulgar este mensaje que mucha gente quiere creer (porque está desesperada, entre otras cosas). Si ganan dinero por difundir pantomimas y la gente las compra, ¿qué incentivo tienen para dejar de hacerlo?

3. «Si te aceptas, no necesitas cambiar nada»

Este sería el tercer argumento peligroso que esgrimen los defensores del *body positive*: el mito de la bondad de la aceptación. Si la autoaceptación es buena, no hay nada que cambiar. Cambiar sería lo opuesto, la no aceptación de la situación. Pero si nos ponemos a pensarlo, el cambio forma parte del ser humano. Somos cambio y cambio seremos. Todo cambia y todo pasa. El filósofo Heráclito decía que nunca nos podemos bañar dos veces en el mismo río: el agua en la que te bañaste ya no es la misma, ni siquiera tu cuerpo es el mismo, ya que habrás mudado las células viejas.

Por lo tanto, cambiar forma parte de la vida. Necesariamente, la aceptación debe ir de la mano del cambio. Siempre. Porque es lo natural. Es una de las leyes de la vida. Punto. El cambio es una constante. Todos envejeceremos y moriremos, cambiaremos a otro estado y otra forma. Por lo tanto, si asumimos esta premisa como válida, si el cambio es permanente y no podemos frenarlo, seguro que cambiaremos.

Eso no invalida que pueda aceptarme y quererme mientras trato de cambiar y mejorar. Me odio cuando quiero cambiar mi situación de la noche a la mañana. Me odio cuando detesto la situación en la que me encuentro. Me odio cuando me culpo, me criminalizo y hablo mal de mí. Eso es malo, por supuesto. Pero el acto de amarse va más allá de eso. Va de estar dispuesto a hacer lo que hay que hacer, me guste o no, esté motivado o no. Por mi bien, por el de nadie más. Estoy cambiando, me estoy queriendo. Estoy abrazando la vía natural de la vida. No estoy estancado en una situación que no me gusta, pero tampoco en lucha por cambiarla de forma radical.

Me limito a aceptar que me encuentro en el punto A y que poco a poco me voy moviendo al punto B. ¿Qué puede tener eso de malo si avanzo por el camino de la virtud? No hago daño a nadie, mejoro mi salud, alivio la vida de los que me rodean. ¿Por qué, si me acepto, no necesito cambiar nada? Pues te diré una cosa: si tú no quieres cambiar, la vida te obligará a ello. Tarde o temprano. De un modo u otro.

El que no está abierto al cambio debe prepararse para sufrir, porque ya lo decía Darwin: «No sobrevive el más fuerte, sino el que mejor se adapta al cambio». Maravilloso cierre de capítulo, ¿no? Ahora veamos el decálogo-resumen de los diez errores que puedes cometer al perder peso.

11

Diez errores comunes al tratar de perder peso

Este capítulo pretende ser breve y claro. Quiero que te tomes estas páginas como la preparación, reflexión e integración de lo que has aprendido hasta ahora, como un recordatorio y un resumen. Medita estas palabras. Responde con sinceridad a estas preguntas. Compréndelas e intégralas. Hecho esto, pasa a la tercera parte.

Error 1. No se trata de la dieta, sino de tu estilo de vida

Cuando tratas de perder peso centrándote solo en lo que comes o dejas de comer, tienes una visión miope de tu problema. En lugar de eso, ten amplitud de miras. Observa tu vida. ¿Qué no funciona en ella? ¿Qué te empuja a comportarte como lo haces? ¿Qué es lo importante para ti? ¿Qué no lo es? ¿Hasta dónde estás dispuesta a llegar y hasta dónde no? ¿Qué te impide abandonar el sedentarismo? ¿Qué emociones te llevan a picotear a todas horas para tapar un vacío existencial?

Error 2. Si decides cuidarte, no eres egoísta

Cuando quieres adelgazar, puede frenarte el hecho de pensar que, si te dedicas tiempo a ti, se lo quitarás a los demás. Y es cierto: para decir a algo que sí, tendrás que decir que no a otra cosa. Eso está claro. Pero ¿qué prefieres, dedicarle a los demás un tiempo de calidad que emana de tu fortaleza y tu autocuidado o darles las migajas de tu deteriorada salud? ¿Menos tiempo pero de calidad o mucho de poco valor?

ERROR 3. NO HAY QUE LLEGAR A NINGÚN SITIO, SINO RECORRER EL CAMINO

Seguro que has oído esa frase tan manida de «La felicidad está en el camino, no en el destino». Pues lo siento, pero para perder peso es muy real. Tu mente cambia cuando te das cuenta de que no tenías que llegar a un peso concreto. No, es mucho más sencillo. El verdadero camino es sentirte bien con lo que haces y cultivarte a través de los buenos hábitos. Cuando entiendes que ese es el camino, el cambio de peso viene solo. Plantéatelo así: ¿prefieres perder veinte kilos y ser una desgraciada o ser feliz aunque pierdas menos? ¿Qué es más importante para ti?

ERROR 4. EL PERFECCIONISMO MATA MÁS PROCESOS DE CAMBIO QUE LA FALTA DE MOTIVACIÓN

Tu problema no es la falta de motivación. ¿Te faltaba motivación para cuidar de tus hijos cuando eran pequeños o para ocuparte de tu padre enfermo? Seguro que no. Lo que pasa es que confundes compromiso con perfección y castigo. Y eso mata la motivación. Nadie puede motivarse si vive en el gulag de las dietas con barrotes de brócoli y silla de pollo. No tiene sentido. La motivación aparece cuando disfrutas del camino y ves resultados, cuando tienes un propósito. En cuanto se produce esa combinación, aparecerán los obstáculos que quieras, que te comprometerás a bordearlos, pero solo si cuentas con las herramientas adecuadas.

Error 5. La comida no es un instrumento para perder peso, es el alimento del cuerpo

¿Qué tal si empiezas a ver la comida como lo que es? La forma de dar energía a tu templo. El cuerpo te acompañará toda la vida, es el que te permitirá hacer o no cosas en el futuro. Si lo percibes así, lo cuidarás como se merece. En cambio, si ves la comida como un mero instrumento para ganar o perder peso, nunca te relacionarás bien con ella. Siempre estarás peleada con la alimentación. Y eso te hará sufrir: nunca serás normal, te sentirás diferente (en el mal sentido). Para lograrlo, olvídate de los alimentos prohibidos y deja de pensar que algunos engordan por sí solos.

Error 6. El ejercicio no es una herramienta de castigo, es una prueba de amor propio

Igual que sucede con los alimentos, el ejercicio no es un instrumento para perder peso, sino otra manera de cuidar el cuerpo. Fíjate, todo parte de tu autorrespeto y tu autocuidado. Si no empiezas por ahí, mal vas. Siempre cederás a cosas intolerables porque no te quieres ni te respetas. Eso te separará del camino de la sabiduría. Vivirás para los demás, nunca para ti. Los hábitos de autocuidado brillarán por su ausencia. Eso te llevará a estar en tu lecho de muerte arrepentida por todo lo que podrías haber hecho y al final dejaste de lado. Te darás cuenta de que viviste una vida prefabricada, sin cuestionarte si era bueno o no para ti. Viviste siguiendo los dictámenes de otros, no los tuyos. Y nada hay peor que eso.

Error 7. La magia que buscas está en el trabajo que evitas

Las soluciones mágicas no existen. Los Reyes son los padres. Papá Noel no viste de rojo, sino que lleva pantalones de pana y se llama «Papá». ¿Me entiendes? Deja de vivir en el mundo de la fantasía. Las novelas de Tolkien son un bodrio en comparación con las películas que nos montamos. Piensas que después del verano te pondrás, cuando la situación cambie, cuando todo sea perfecto. Error. Decides procrastinar y lo dejas para otro momento. Y la vida te muerde la yugular. Pero, en lugar de curarte, te pones una tirita. La sangre sale a borbotones, luego para, pero la herida no se cierra. ¿Qué tal si haces el trabajo, limpias bien esa herida y dejas de poner parches?

Error 8. Perder peso no es difícil, lo difícil es mantener la conducta apropiada toda la vida

Perder peso es MUY fácil. No se trata de construir portaaviones. Solo tienes que hacer tres cosas: ejercicio de fuerza, caminar más de diez mil pasos al día y mantenerte en déficit calórico con la alimentación. Punto. Ahora bien, si es tan simple, ¿por qué nos cuesta tanto? Porque lo difícil no es eso. Lo duro es asumir que tienes que cambiar tu mentalidad y tu personalidad. No puedes ser la misma persona que eras antes y cambiar de peso (y mucho menos mantenerlo en el tiempo). Es imposible. Por eso, empieza por ti. Siempre por ti, y lo demás vendrá solo.

Error 9. El efecto rebote no es más que volver a quien eras

Y el efecto rebote no existe, no es más que el retorno a tu estado previo. Te vestiste de seda, pero mona te quedaste. No evolucionaste. Tu mente siguió igual. Aunque vistas de cachemir, en tu fuero interno no te consideras merecedora de ello. Como no puedes mantener una identidad incongruente, regresas al punto de partida. Una y otra vez. «Eterno retorno», lo llamaba Nietzsche. Grábate esto a fuego: cambio CRÓNICO de hábitos, cambio CRÓNICO de mentalidad. No puede existir otra posibilidad en tu cabeza. Si no, ante cualquier resquicio, volverás a caer. Te lo aseguro.

Error 10. Si una herramienta te puede ayudar, úsala, pero no te dejes usar por ella

Como en todo mercado, en el mundo de la pérdida de peso hay muchas soluciones, estrategias o herramientas, unas mejores que otras. Que sea buena o mala depende sobre todo de ti. ¿Se te adapta o no? Cuando vas de tiendas, antes de comprarte un vestido te lo pruebas para ver si te queda bien, ¿no? Pues con esto igual. Pero recuerda que el vestido te lo pones tú, que no sea el vestido el que se ponga a ti.

Ya estás preparada para avanzar. Ha llegado el momento de hacer una evaluación integral de tu punto de partida y buscar soluciones adaptadas a ti para que logres tu objetivo para siempre. ¿Me acompañas?

TERCERA PARTE

Soluciones integrales para perder peso y ganar salud

12

Diagnóstico completo: evaluación hormonal, evaluación metabólica y condición física

Llegamos a un capítulo importante que puede aportarte mucho valor. En solo unos párrafos, descubrirás algunas técnicas novedosas que añadirán una gran cantidad de información adicional a tu proceso de cambio. Hablaremos de analíticas, hormonas, pruebas de composición corporal y test de rendimiento físico útiles. Bien utilizados y en su contexto, pueden llevarte un paso más allá de la valoración endocrina de toda la vida («Haz la p… dieta»). Ahora bien, como toda herramienta, si se utiliza mal, puede dar más problemas que beneficios, por bienintencionadamente que se aplique.

Recuerdo el caso de una paciente que tuve en consulta... La llamaré Ángela para respetar su privacidad. Tenía diabetes tipo 2 y obesidad, y le interesaba mejorar su condición. Conocía la teoría al dedillo: sabía que el ejercicio de fuerza era clave para mejorar el metabolismo de la glucosa, entendía que debía moverse más para estar en déficit calórico y sabía que debía incrementar el consumo de proteína. Además, también era muy estudiosa y le despertaban curiosidad las novedades científicas: se pasaba el día leyendo blogs, artículos y noticias acerca de la diabetes y la pérdida de peso.

Ángela decidió entrar en mi programa para realizar un seguimiento y una supervisión más estrecha de su diabetes. Cuando empezó a trabajar con nosotros, se la veía comprometida y decidida, lo tenía claro. Sabía qué debía hacer. Armamos un plan muy sencillo y práctico, adaptado, por supuesto, a su vida. Tres meses después, no solo NO perdió peso NI mejoró su glucosa, sino que empeoró bastante. Fue de las pocas personas que, en poco tiempo, en lugar de adelgazar, engordó. ¿Cómo fue posible? Te lo cuento porque lo considero importante, aunque quizá me esté echando piedras en propio tejado: saberse la teoría no implica tener resultados. Punto.

Puedes leer todos los estudios científicos, libros, artículos y *posts* que quieras. La teoría o el conocimiento que no se aplica es inútil. Fin. Ángela estaba obsesionada con hacerse pruebas y analíticas, y someterse a más valoraciones clínicas. Todo para obtener más información, un conocimiento profundo que luego no llevaba a la práctica. Como no hacía el trabajo, no solo no lograba buenos resultados, sino que poco a poco empeoraba. Era un océano de conocimiento con un chupito de sabiduría.

¿Por qué te cuento el caso de Ángela? Pues porque quiero ahorrarte el mal trago: el síndrome del objeto brillante. Seduce mucho la idea de que haya un marcador concreto y magnífico que puedas pedir en la analítica. Es muy tentador saber que existe una prueba que puede medir hasta el último centímetro de grasa visceral hepática. ¡Tendrás más números, más datos, más información, más conocimiento, más avance, más progreso! Y tú, pobre ilusa, piensas que más siempre es mejor. Lo que no sabes es la leche que te vas a pegar.

Está muy bien hacerse pruebas y analíticas, conocer nuevos marcadores y mecanismos fisiopatológicos. Por eso voy a presentarlos, pues considero que siempre hay que estar a la vanguardia del conocimiento. Pero no olvides que lo primero siempre es lo primero. Más datos, más conocimiento y más números con más detalles no implican que logres mejores resultados con tu peso, tu diabetes o la enfermedad metabólica que tengas. Usa las pruebas si tu médico y tú consideráis que pueden ser adecuadas para ti, pero no las sobrevalores. Son un punto de partida, no el juicio final. Dicho esto, es hora de dar matarile a la báscula y al IMC. ¡A por ello!

El IMC ha muerto, nace la valoración morfofuncional

Hasta ahora, el IMC ha sido la forma de clasificar la obesidad en la práctica clínica. El IMC no es más que una división entre el peso y la talla al cuadrado. Por ejemplo, imagina que pesas 100 kilos y mides 1,67 metros. En este caso, tu IMC será el resultado de esta cuenta sencilla:

$$\mathbf{100 / (1{,}67 \times 1{,}67) = 35{,}8}$$

Consideramos que la persona tiene obesidad cuando el IMC supera los treinta puntos. En este caso, según ese ordenamiento clásico, sería una obesidad de grado II. La clasificación sería la siguiente:

- Sobrepeso de grado I: IMC 26-28
- Sobrepeso de grado II: IMC 28,1-29,9
- Obesidad de grado I: IMC 30-34,9
- Obesidad de grado II: IMC 35-39,9
- Obesidad de grado III: IMC > 40

Esta clasificación, aunque de cierta utilidad en consulta y a nivel de población general, nos arroja varias incógnitas: ¿cuánto de ese peso es masa magra y cuánto masa grasa? ¿Ese número se correlaciona con niveles de grasa visceral? ¿Cuál es el riesgo cardiovascular del paciente? La realidad es que no lo sabemos. Por eso muchos investigadores se han rebelado contra la tiranía del IMC y la báscula. Cuando nos pesamos en la balanza, no sabemos cuánto peso es agua, cuánto es grasa y cuánto es masa magra (músculo y hueso). Eso nos puede llevar a sobrevalorar algunos riesgos e infraestimar otros. Por ejemplo, no sería la primera vez que alguien catalogado como normopeso realmente tiene obesidad según estas pruebas. A este fenotipo se le conoce como TOFI (*thin out, fat inside*) o *skinny fat*. Es decir, delgado por fuera, obeso por dentro.

También ocurre al contrario en otras poblaciones. Te puedo garantizar que, si nos ponemos a medir y pesar a un grupo de culturistas y atletas de fuerza, todos tendrán, como mínimo, sobrepeso. Es más, según el IMC, yo tendría sobrepeso de grado I. A poco que entrenes tu masa muscular y tengas cierto nivel, según el IMC te saldrá sobrepeso. Por eso el IMC y la báscula no son herramientas válidas para todo el mundo, ya que, si nos dejamos guiar solo por ellos, quedarán datos interesantes en el tintero.

Otras pruebas clásicas que se han realizado en consulta para estimar de manera sencilla el riesgo cardiovascular han sido el perímetro de cintura, el cociente cintura-altura o cintura-cadera, y la medición de los pliegues de grasa subcutánea. Sin duda, nos llevan un paso más allá del IMC, en especial el perímetro de cintura. Sabemos que este es uno de los mejores marcadores para estimar si existe un exceso de grasa visceral y, de hecho, es uno de los criterios del síndrome metabólico.

Nota: El síndrome metabólico o síndrome X es un cuadro clínico y analítico que se fundamenta en que el paciente que cumple una serie de ítems tiene más riesgo de presentar diabetes tipo 2 y enfermedad cardiovascular. Básicamente, trata de estimar un riesgo basándose en marcadores analíticos básicos y métricas corporales. Si presentas más de tres ítems positivos, podemos afirmar que tienes síndrome metabólico. Estos son:

- Perímetro de cintura de más de 102 cm en varones y 88 cm en mujeres.
- Glucemia en ayunas superior a 100 mg/dl.

- Colesterol HDL bajo, inferior a 50 mg/dl en mujeres y 40 mg/dl en varones.
- Triglicéridos elevados en ayunas, superiores a 150 mg/dl.
- Existencia de hipertensión arterial o consumo de antihipertensivos.

Por su parte, la medida de los cocientes, aunque complementa al IMC, nos mantiene en lo mismo: no nos dice cuánta masa muscular y cuánta grasa tiene el paciente. Los pliegues corporales solo miden grasa subcutánea, y sabemos que no es tan perjudicial para el organismo como la visceral.[1]

En *Maldito azúcar* hablo largo y tendido de cómo perjudica la grasa visceral al organismo usando la teoría del armario que explota. El adipocito de debajo de la piel sería como un armario que almacena grasa. Mientras no haya un exceso de grasa (ropa), el armario (adipocito) no explotará. Si no explota, no mandará la ropa a otras habitaciones del cuerpo: músculos, hígado, páncreas, epicardio, intestinos... Por eso, aunque sea interesante medir los pliegues en algunas poblaciones (quizá los deportistas), no es muy útil para estimar el riesgo metabólico de la población general.

Por eso han aparecido técnicas más precisas para evaluar la composición corporal, y todas ellas nos aportan información valiosa. Es más, si el paciente no las conoce, puede verse atrapado en un bucle de incertidumbre, ya que no sabe si sus esfuerzos están bien encaminados. Solo ven un número en la báscula y se agobian cuando sube o sienten euforia cuando baja. Es un vaivén de emociones que limita la ecuanimidad del proceso. Ahora sí podemos saber cuánto músculo tenemos, cuánta agua acumulamos y cuánta grasa visceral almacenamos. Podemos estimar riesgos de una forma más precisa e incluso aplicar protocolos más exactos. Pero recuerda —y perdóname por ser tan pesado con este punto— que son solo datos. Luego hay que

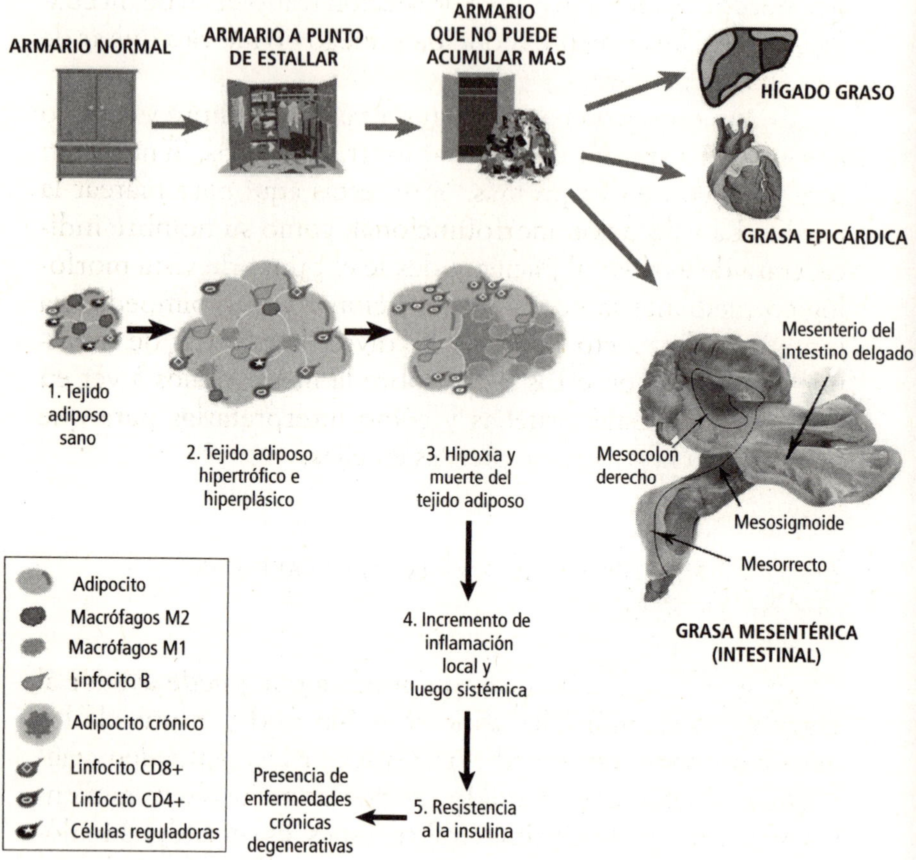

Figura 9. Teoría del armario que explota como metáfora para ejemplificar la acumulación de grasa ectópica en la obesidad. Fuente: *Maldito azúcar*.

aplicarlos en la práctica, siendo esta la que arrojará los verdaderos resultados.

De hecho, una de las mayores críticas que han recibido estas pruebas que voy a comentarte es esa: ¿para qué perder tiempo en hacerlas si después no me cambian el tratamiento? ¿Para qué quiero saber si tengo un 10 % más de grasa en el hígado si luego no va a variar el tratamiento con ejercicio y nutrición? ¿Para qué quiero saber que tengo un centímetro más de grasa preperitoneal si no va a cambiar el tratamiento? ¿Para qué necesito saber que el área de sección transversal de mi cuádriceps está ligeramente reducida si luego no me va a quitar de ejercitar las patitas?

En fin, estas pruebas pueden ser válidas siempre y cuando nos ayuden a aproximar y ajustar los tratamientos. Si no, serán otra pérdida de tiempo más. Y no estás aquí para marear la perdiz. La valoración morfofuncional, como su nombre indica, trata de evaluar al paciente desde el punto de vista morfológico mediante la ecografía nutricional y la bioimpedancia junto con el aspecto funcional a través de pruebas de rendimiento físico. Con estos datos sobre la mesa, vamos a ver en qué consisten estas pruebas y cómo interpretarlas para que jueguen a tu favor y no te pierdas en ellas.

Ecografía nutricional: una imagen vale más que mil palabras

La ecografía es una herramienta médica que puede ayudar al diagnóstico en múltiples contextos. Sin duda, es uno de los mayores avances de la medicina. Gracias a ella se pueden diagnosticar muchas enfermedades y orientar mejor los tratamientos, ya que tiene muchísimas aplicaciones, es versátil, no es dolorosa para el paciente y puede ser aprendida por cualquier profesional con ciertos conocimientos de anatomía. En el caso de la endocrinología, mi especialidad, la usamos para el estudio de la tiroides y para valorar la masa muscular y la grasa visceral tanto en la desnutrición como en la obesidad.

La ecografía se basa en la aplicación de ultrasonidos sobre un tejido a través de un medio conductor (gel) que posibilita emitir una imagen que el profesional puede visualizar en una pantalla. Parece magia, ¿no? Pues bien, con la imagen en la pantalla, podemos hacer mediciones, cálculos, estimaciones, comparaciones, etc. ¡Es una maravilla! Para la obesidad, solemos valorar la grasa que rodea las vísceras abdominales (el peritoneo) y el área del cuádriceps (el músculo de delante del muslo).

Hoy sabemos que, cuanta más grasa acumules en la zona previa al peritoneo, mayor será tu riesgo metabólico porque tenderás a desarrollar diabetes tipo 2 y enfermedades cardiovasculares. ¡Aunque la analítica salga como los chorros del oro! Ese es el poder de esta herramienta: no infravalorar una situación de riesgo que, de otro modo, habríamos dejado pasar al fijarnos solo en los números de una analítica. De hecho, como ya te he contado, existe en la literatura médica el concepto de «obesidad metabólicamente sana» (OMS) por el mero hecho de que en la analítica no presenta alteraciones. Puede que en sangre aún no haya problemas, pero esta prueba nos informa de que en un futuro, si no se hace nada, es probable que los haya.

Por otra parte, también sabemos que, cuanto más reducida esté la masa muscular del cuádriceps, más riesgo habrá de sarcopenia y un peor pronóstico en general de cualquier enfermedad. Un músculo reducido o infiltrado por grasa (mioesteatosis) implica mayores complicaciones, peor tasa metabólica basal y más limitaciones funcionales. Un músculo sano es la mejor protección contra la diabetes y la obesidad (y ante cualquier enfermedad, me atrevería a decir). En suma, esta herramienta nos ayuda a saber de dónde partimos y nos permite hacer una valoración muscular y de la grasa más concreta. Por lo tanto, genera un informe más detallado de en qué punto se encuentra el paciente.

Sin embargo, como ya hemos visto, esta valoración ecográfica apenas cambia el tratamiento que debe seguir el paciente. Si tienes obesidad y quieres perder peso, en raras ocasiones he visto que el mero hecho de valorar tu grasa visceral y tu masa muscular haga que tengas que eliminar algún alimento. La respuesta sigue siendo la misma: «Aumenta la fibra y la proteína de tu alimentación, genera un déficit calórico con la actividad física y protege tu masa muscular con ejercicio de fuerza». Y, para eso, no es necesario que te hagas una ecografía. Con actuar en la dirección adecuada es suficiente.

Dicho esto, para no parecer un *hater* de esta prueba, te detallaré situaciones concretas en las que me parece útil realizarla:

- Paciente intervenido de cirugía bariátrica (reducción de estómago) que ha perdido mucho peso muy rápido y queremos valorar si ha sido a expensas de perder masa muscular.
- Paciente oncológico con pérdida del apetito que ha perdido peso en muy poco tiempo.
- Paciente con enfermedad inflamatoria intestinal con un brote que ha precisado ingreso hospitalario, ha perdido peso, ha sido tratado con bolos de corticoides y luego requiere tratamiento con corticoides orales (si se consumen durante un tiempo prolongado, hacen perder hueso y aumentan el catabolismo proteico).
- Paciente con insuficiencia cardiaca, enfermedad pulmonar obstructiva crónica (EPOC) avanzada o enfermedad renal crónica que presenta deterioro funcional con limitación de las actividades de la vida diaria, y queremos ver qué niveles de músculo o grasa presenta.

En alguna de estas condiciones, me parece sensato realizar estas pruebas. Pero probablemente el tratamiento siga sin cambiar. Los test físicos que veremos en los siguientes apartados pueden ser más útiles, ya que nos permiten valorar los movimientos que el paciente puede hacer y cuáles no, lo que ayuda a adaptar una rutina de ejercicio. Veamos ahora otra prueba interesante: la bioimpedancia.

BIOIMPEDANCIA: TU CAMPO ELÉCTRICO ES UN CHIVATO

El cuerpo es energía, y una de las más evidentes es la eléctrica. Muchas células del cuerpo se comunican mediante impulsos eléctricos que generan despolarizaciones y repolarizaciones en las células adyacentes. Este impulso lo podemos medir, por ejemplo, con un electrocardiograma, un electroencefalograma u otras pruebas de conducción eléctrica, como las electromiografías. La bioimpedancia también nace de este fenómeno.

Conectando unos electrodos en los pies y las muñecas, podemos saber cómo el cuerpo transmite la electricidad. Según la composición corporal, dichos impulsos eléctricos se transmitirán de mejor o peor manera. Cuando tenemos una buena masa celular —células sanas y ricas en agua intracelular—, la transmisión será óptima. Si hay un exceso de grasa, pobre en agua, habrá una mayor resistencia a la conducción (impedancia). Si tenemos un exceso de agua (edema e inflamación), tampoco habrá una buena transmisión porque el cuerpo no contará con una masa celular activa que conduzca bien.

Todos estos impulsos formarán un vector que llamamos «ángulo de fase», y tanto el edema como el exceso de grasa lo reducen. Esta métrica se correlaciona de manera bastante precisa con el estado de salud o enfermedad.[2] De hecho, se puede representar gráficamente para entenderlo mejor:

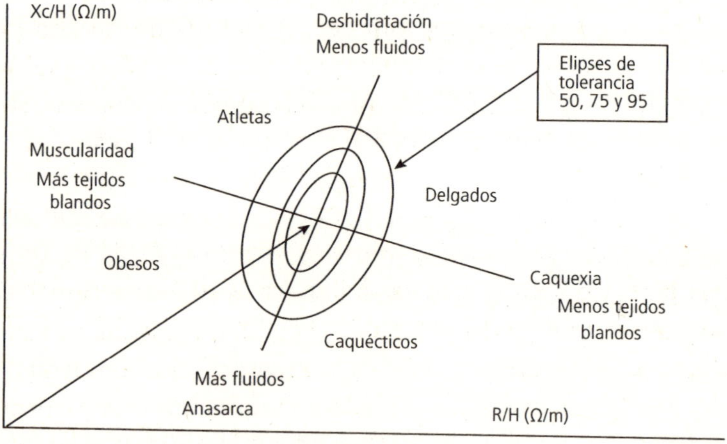

Figura 10. Representación gráfica de ángulo de fase. Fuente: J. R. Alvero-Cruz *et al.*, «La bioimpedancia eléctrica como método de estimación de la composición corporal: normas prácticas de utilización», en *Revista Andaluza de Medicina del Deporte*, 2011, 4(4): 167-174.

Podemos imaginar esta elipse como si fuera una piscina. Abajo tenemos el agua, y arriba, el aire. A la izquierda hay un buen estado nutricional (buena masa celular) y, a la derecha, un mal estado nutricional (baja masa celular). Teniendo en cuenta estos cuadrantes, según dónde se sitúe el punto (ángulo de fase), podemos saber qué estado tanto de hidratación/edema como de nutrición/desnutrición presenta el paciente. Lo ideal sería estar lo más a la izquierda posible y lo más alejado del edema y la deshidratación. Lo peor es estar en la zona de abajo (edematizado e inflamado) y desplazado a la derecha (malnutrido).

Además del ángulo de fase y la masa celular activa (BCM, por sus siglas en inglés, como todas las siguientes), la bioimpedancia nos indica la masa grasa (FM), la masa libre de grasa (FFM), la masa muscular de las extremidades (apendicular), el agua corporal total (TBW), el agua extracelular y la tasa metabólica basal (estimada).[3] Uno de los parámetros que más ayudan a medir la masa muscular es el índice de masa libre de grasa (FFMI). Sería como el IMC pero sin tomar como referencia el peso, sino los kilos de masa sin grasa. Brillante.

Sexo	FFMI* bajo	FFMI normal	FFMI alto (buena masa muscular)	FFMI muy alto/atleta
Hombres	< 17 kg/m^2	17-19 kg/m^2	19-22 kg/m^2	> 22 kg/m^2
Mujeres	< 14 kg/m^2	14-16 kg/m^2	16-19 kg/m^2	> 22 kg/m^2

*FFMI = masa libre de grasa (kg) + altura^2 (m^2)

Tabla 1. El FFMI se mide exactamente igual que el IMC, solo que tomando como referencia el peso osteomuscular. En este caso, cuanto más alto sea, mejor. Ocurre al contrario con el IMC, que suele ser más elevado cuanta más obesidad tiene la persona y, en este caso, sería peor. Fuente: Y. Schutz *et al.*, «Fat-free mass index and fat mass index percentiles in Caucasians aged 18-98 y», en *International Journal of Obesity and Related Metabolic Disorders: Journal of the International Association for the Study of Obesity*, julio de 2002, 26(7): 953-960.

¿Qué refleja cada FFMI de la tabla?

- **FFMI bajo:** déficit de masa muscular o posible sarcopenia; conviene valorar fuerza y función.

- **FFMI normal:** rango típico de población adulta sin entrenamiento de fuerza.
- **FFMI alto (buena masa muscular):** habitual en personas físicamente activas o que entrenan la fuerza.
- **FFMI muy alto/atleta:** frecuente en culturistas o deportistas de fuerza.

Desde mi punto de vista, la bioimpedancia arroja estos dos parámetros como los más interesantes: el ángulo de fase y el FFMI. Nos permite medir el grado de salud de las células y nos indica si el paciente avanza por el buen camino durante la pérdida de peso. Sin embargo, como todas las pruebas que hemos visto hasta ahora, no modifica el tratamiento, que sigue siendo el mismo. No te obsesiones con los datos. Puedes pasarte toda la vida de prueba en prueba, medirte hasta la última gota de grasa y al final no hacer lo correcto para perderla. Así es la vida, se nos mide por acciones, no por intenciones.

Otras pruebas de composición corporal

En la actualidad, la bioimpedancia y la ecografía nutricional son una revolución en mi especialidad, pero hay otras pruebas más antiguas, muy utilizadas en investigación, que siempre han aportado datos muy detallados. El único problema es que son más caras, menos accesibles y algunas usan radiación ionizante. Para mí, pueden ser una buena forma de medida siempre y cuando los números nos orienten a acciones concretas. Las más importantes son la absorciometría de rayos X de energía dual (DXA), la TC y la resonancia magnética (RM).

Comencemos por la DXA. Esta prueba es quizá la más precisa que existe, ya que mide la masa de tres compartimentos: la grasa, la muscular y la mineral ósea. Además, permite valorar la composición no solo de forma global, sino también por segmentos corporales. ¿Tenemos proporcionalmente más músculo en las piernas o en los brazos? ¿Dónde acumulamos más grasa? También permite estimar la grasa visceral a partir de la del tronco.

Si queremos medir la grasa visceral con la mayor exactitud posible, quizá tengamos que irnos a pruebas a las que cuesta más acceder, como la TC y la RM. La TC es muy buena para evaluar la grasa visceral abdominal, pero tiene una limitación importante: requiere radiar al paciente. Por lo tanto, no podemos hacérnosla a lo loco o muy seguido. Por lo general, se utiliza para medir la grasa de forma oportunista, es decir, si te tienes que hacer una TC por otro motivo, se podría utilizar para medirla en ese contexto.

Prueba	¿Mide directamente la grasa visceral?	Precisión	Ventajas	Limitaciones	Utilidad práctica
Bioimpedancia (BIA)	× No (la estima)	Media-baja (algorítmica)	Rápida, no invasiva, barata, útil para seguimiento	No diferencia bien entre grasa subcutánea y visceral	Aprox. general en consulta
Ecografía nutricional	✓ Sí (de forma indirecta visual)	Media-alta (operador-dep.)	No invasiva, accesible, válida si el operador está entrenado	Necesita formación técnica; interpretación subjetiva	Muy útil para clínica habitual
DXA RM	✓ Parcialmente (mide la **grasa troncular**)	Alta (mejor que BIA)	Mide la composición corporal con buena precisión	No separa bien la subcutánea de la visceral; requiere equipo específico	Útil para estudios y centros avanzados
TC abdominal	✓ Sí (*gold standard*)	Muy alta	Precisión absoluta en cuantificación y localización	Cara, radiactiva, no disponible en consulta habitual	*Gold standard* investigacional
RM abdominal	✓ Sí (alternativa a la TC)	Muy alta	Precisa sin radiación	Costosa, menor disponibilidad	Uso limitado a contextos específicos

Tabla 2. Resumen de las diferentes pruebas de composición corporal disponibles. Fuente: D. Bellido *et al.*, *Valoración morfofuncional en la enfermedad metabólica crónica adiposa*, Madrid, Médica Panamericana, 2024.

Como acabas de ver en la tabla, la RM no requiere radiación ionizante, pero lleva más tiempo hacerla y requiere que el paciente no tenga claustrofobia, ya que ha de estar un buen rato metido dentro de una máquina. Quizá sea la mejor herramienta para medir la grasa visceral del hígado, así como la infiltración muscular por grasa (esteatosis muscular). Muchas veces, al igual que sucede con la TC, se usa de forma oportunista porque no es un método muy accesible para medir la grasa corporal.[4]

Ahora que ya conoces a nivel básico todas las pruebas que podrías hacerte para medirte la grasa, el músculo o cómo tienes la uñita del quinto dedo del pie, creo que debo darte un consejo: no seas como Ángela, la paciente de la que te he hablado al inicio del capítulo. No te hagas pruebas que luego no cambien un tratamiento. No vale la pena, te lo digo por experiencia. No sería la primera vez que hacerse más pruebas de lo que toca generase más problemas que beneficios. Por ejemplo, ¿sabías que si te haces una ecografía de tiroides y te encuentran un nódulo podrías entrar en un estudio diagnóstico-terapéutico en el que te terminarían extirpando el tiroides y quizá no tenías nada? Pues eso pasa.

Nos encanta hacernos pruebas porque pensamos que así estaremos más controlados. Y no siempre es así. O al menos no con todas las pruebas. Hay algunas que tiene sentido hacérselas, como la mamografía en las mayores de cincuenta o el cribado del cáncer de colon con sangre oculta en heces o una colonoscopia a partir de cierta edad. Está bien, te lo compro. Es necesaria tanto la prevención primaria —cuando no se ha producido la enfermedad— como la secundaria —cuando aparece y se detecta a tiempo—, en especial en enfermedades que pueden ser letales a corto o medio plazo.

Sin embargo, lo que funciona para algunas patologías, en otras se puede convertir en una condena. Las pruebas no son perfectas: arrojan falsos positivos y falsos negativos, y eso puede ser problemático en según qué casos. Personalmente, no me haría una ecografía de tiroides salvo que me saliera un bulto en el cuello o me detectaran hipertiroidismo, pero no al tuntún.

Vaya a ser que vean un nódulo que nunca habría supuesto un problema. Según la ATA (American Thyroid Association), la supervivencia a cinco años de un cáncer de tiroides es superior al 95 %. ¿Merece la pena hacerse una prueba que puede llevar a una cirugía para tratar una enfermedad que quizá nunca ha existido?

Pues con estas pruebas pasa lo mismo. Desde luego, un resultado que no te guste no te matará ni te hará daño. Suelen ser inocuas, salvo las que requieren radiación ionizante, pero recuerda: son solo pruebas, números, datos. Por sí solas no adelgazan. No harán nada por ti. Debes ser tú la que dé el siguiente paso. Y quizá lo podrías dar sin hacerte esas pruebas o haciéndolas después de iniciar tu verdadero tratamiento: el ejercicio, el movimiento y la nutrición.

TEST DE VALORACIÓN DE LA CONDICIÓN FÍSICA

Vamos a pasar a uno de los apartados más útiles del libro, en el que voy a presentarte varios test validados para conocer tu punto de partida y tu forma física actual. Desde mi punto de vista, aquí se decide el juego. El componente funcional determinará si puedes hacer un movimiento o no. La población general suele tener una condición física de base paupérrima, por lo que le cuesta realizar incluso los test más sencillos. Muchas veces los resultados están correlacionados con lo que vemos en pruebas de imagen.

Con el envejecimiento, y sobre todo con la presencia de enfermedades crónicas con base inflamatoria —como la diabetes tipo 2 y la obesidad—, aparece una pérdida de fuerza progresiva porque se van perdiendo fibras musculares del tipo IIB, las que son capaces de generar más fuerza. Estas se van sustituyendo por las del tipo I, más lentas y menos potentes. Además, como sabes, se infiltran por la grasa.

De este modo, se reduce tanto la fuerza como la potencia. Por otra parte, la mioesteatosis condiciona un daño en las mitocondrias que dificulta aún más la producción de energía. La típica frase de «Estoy cansado» se vuelve la norma a diario, y disminuye tanto la movilidad como la capacidad de realizar actividades básicas, ya sea cargar las bolsas de la compra o subir las escaleras. Esto produce una reducción del gasto de energía y menos motivación para moverse, con lo que se cierra el círculo vicioso de la obesidad.

A pesar de que este daño es una realidad, conseguiremos el resultado que deseamos gracias a los ejercicios. Esta es la vía, el camino. No hay otro. Cuanto antes nos pongamos manos a la obra, mejor que mejor. Pero ojo, primero tenemos que evaluar nuestro punto de partida. Ya vale de matarse y machacarse sin sentido. Iremos pasando de los test menos exigentes, los más utilizados en las poblaciones clínicas frágiles, e iremos avanzando hacia test físicos más complicados para población más entrenada o más joven. El objetivo es que puedas analizar tu estado físico en casa para ser consciente de él. Según lo que salga, podrás tomar mejores decisiones.

Muchas veces pensamos «Como me encuentro bien, estoy bien». Ante eso, lo que suelo responder es lo siguiente: «No es que te encuentres bien, es que te has acostumbrado a estar mal». De ahí la importancia de no engañarnos y de darle a la capacidad física la importancia que se merece. Por mucho que las analíticas te salgan perfectas, si estas pruebas de valoración de la condición física salen alteradas, tu salud está en riesgo. Fin. Sentadas estas bases, vamos a por el meollo del asunto: ¿estás en forma o vives arrastrado por los suelos?

SPPB (short physical performance battery)

Conjunto de pruebas de rendimiento físico que, realizadas de forma secuencial e interpretando los resultados de manera global, nos informan del estado físico de un paciente. No son test de alto rendimiento, ni mucho menos. Están pensadas para realizarse de forma sencilla y rápida. Recuerda que tu médico no va sobrado de tiempo, ¡facilítale la vida! Son ejercicios sencillos que están al alcance de todo el mundo, tanto como que están pensados para estimar el riesgo de caída en ancianos frágiles. Te animo a hacerlos en casa y a que me escribas un mensaje por Instagram (@doctorvictorbravo) con tus resultados ☺.

- **Test de equilibrio.** La persona debe mantenerse en tres posiciones de pie: con los pies juntos, con los pies separados a la anchura de los hombros y con un pie delante del otro. Cada posición se mantiene durante diez segundos para evaluar su capacidad para mantener el equilibrio.
- **Prueba de caminar cuatro metros (*4 meter-walk test* o 4MWT).** La persona tiene que estar sentada en una silla. A la voz de «¡YA!», se levanta sin apoyo y camina cuatro metros a un ritmo normal. Se mide el tiempo que tarda en completar estos cuatro metros y se para el cronómetro cuando llega a la meta.
- **Prueba de sentarse y levantarse de una silla (*sit up test*).** La persona se levanta de una silla y vuelve a sentarse en ella sin usar los brazos cinco veces consecutivas. Se registra el tiempo que tarda en hacerlo para medir la fuerza.

Cada prueba recibe una puntuación del 0 al 4, y la máxima total es 12. Cuanto más alta sea la puntuación, mejor. Una puntuación inferior a 10 indica un bajo rendimiento físico y, por tanto, más riesgo de caídas, fragilidad y discapacidad; de 7 a 9 puntos significaría que hay una limitación física leve; entre 4 y 6 puntos, limitación moderada, y menos de 4 puntos, limitación severa.

Puntuación	Mantiene el equilibrio	4MWT	*Sit up test*
0	No	Imposibilidad para realizar la prueba	No puede hacerlo
1	Una posición	> 8,7 segundos	> 16,7 segundos
2	Dos posiciones	6,21-8,7 segundos	13,7-16,69 segundos
3	Tres posiciones con dificultad	4,8-6,2 segundos	11,2-13,69 segundos
4	Tres posiciones sin dificultad	< 4,8 segundos	< 11,19 segundos

Tabla 3. Puntuaciones para las tres pruebas de SPPB. Fuente: elaboración propia.

Si quieres, puedes entrar en la web oficial de la SEEN (Sociedad Española de Endocrinología y Nutrición) y realizar el test online: <https://www.seen.es/calculadoras/calculadora-test-sppb>.

Como posiblemente no seas una persona mayor frágil, en este test puedes sacar una puntuación de 12. Por lo tanto, aunque es útil para las personas mayores, quizá no lo sea tanto si queremos predecir el estado de salud de individuos entre cuarenta y sesenta años. Veamos otros test más exigentes que nos aporten veracidad en este momento.

Dinamometría

La fuerza de agarre manual se correlaciona con la mortalidad. Sabemos que tener menos fuerza para sujetar objetos con las manos no solo implica tener menos masa muscular, sino que esta sea menos funcional. Los dinamómetros son aparatos que podemos apretar como si los estuviéramos estrangulando y arrojan un resultado: los kilogramos de fuerza que ejercemos. Cuanto más bajos sean ajustados por nuestro sexo y edad, peor estado de salud tenemos (y tendremos).

Grupo de edad (años)	Fuerza de agarre (kg)								
	Media ± DE	Máximo ± DE	P5	P10	P25	P50	P75	P90	P95
Hombres									
Total (*n* = 364)	45,7 ± 9,9	47,8 ± 10,3	30	34	40	48	54	62	64,8
Menores de 45 años (*n* = 125)	47,2 ± 10	49,5 ± 10,4	32,6	37,6	42	48	57,5	64	64,7
De 45 a 60 años (*n* = 164)	47,2 ± 9,2	49,5 ± 9,5	34,5	37,5	44	50	55,8	62	66
Mayores de 60 años (*n* = 71)	39,5 ± 9,3	40,9 ± 9,6	26,6	29,2	34	40	47	54	58,2
Mujeres									
Total (*n* = 453)	24,2 ± 6,2	26 ± 6,3	16	18	22	26	30	34	36
Menores de 45 años (*n* = 175)	24,7 ± 5,4	26,4 ± 5,4	18	20	23	26	30	33,4	36,4
De 45 a 60 años (*n* = 216)	24,7 ± 6,6	26,4 ± 6,7	15	18	22	26	30	31	38
Mayores de 60 años (*n* = 58)	21,3 ± 6,4	22,5 ± 6,7	12,8	14	18	22	28	31,1	34

DE: desviación estándar.

Tabla 4. Fuerza de la mano dominante por género y edad, medida con un dinamómetro Jamar. Fuente: F. J. Sánchez-Torralvo *et al.*, «Normative reference values for hand grip dynamometry in Spain. Association with lean mass», en *Nutrición Hospitalaria*, 2018, 35(1): 98-103.

Esta gráfica, tan bien elaborada por mis compañeros endocrinos del Hospital Regional Universitario de Málaga, arroja datos muy relevantes.[5] Podemos conocer el percentil poblacional según la fuerza de agarre. Evidentemente, cuanto más bajo sea, peor. Nos lo divide por sexo y edad, lo cual es muy importante. Sabemos que, cuando existe sobrepeso u obesidad, unos valores bajos de dinamometría indican mayor grasa corporal y abdominal. También pronostican de forma razonable el riesgo de desarrollar diabetes tipo 2 o algún elemento del síndrome metabólico. Por tanto, es una prueba nada despreciable, sin duda.

Ya lo sabes: la próxima vez que tengas un dinamómetro delante, verás con qué compararte. Una limitación de esta prueba es que tiene una alta precisión para medir la fuerza de la extremidad superior, pero no así las inferiores, más correlacionadas con el riesgo de caídas y fracturas por fragilidad. Veamos ahora test más exigentes al respecto.

Test de flexiones

La capacidad de empuje con el tren superior también está correlacionada con los niveles generales de fuerza física. En un estudio realizado en bomberos varones, se les solicitó que hicieran el máximo número de flexiones (*push-ups*) que pudieran hasta que llegaran al fallo muscular. Se hizo un seguimiento a diez años de esas personas y se descubrió algo sorprendente: las que habían hecho más de cuarenta flexiones consecutivas sin agotarse no solo morían menos, sino que lo hacían más tarde que los compañeros que no habían alcanzado esa cifra.[6]

La conclusión está clara: cuanto más fuerte eres, más tarde mueres (y mejor vives). Punto. Y te pregunto: ¿cuántas flexiones haces tú?

Test de sentarse y levantarse del suelo

Esta prueba es cuando menos interesante, pues mide varios aspectos de la condición física: la capacidad de mantener el equilibrio, la fuerza y la coordinación. Debido a ello, si no has entrenado, es un test exigente y difícil de completar. De hecho, si lo vas a intentar en casa, te animo a que lo hagas con alguien que te supervise y pueda agarrarte si pierdes el equilibrio (luego no digas que no te lo he advertido).

Este test parte de un máximo de diez puntos. Ponte de pie, erguida, y siéntate en el suelo sin apoyarte en las manos. A continuación, levántate sin apoyarte en las manos ni en las rodillas. Para ello, usa la fuerza de los miembros inferiores, el equilibrio y la coordinación de los músculos. No es fácil, pero, si puedes hacerlo, es muy prometedor respecto a tu estado de salud.[7]

Por cada elemento de apoyo que utilices, perderás un punto. Por ejemplo, si usas una mano, pierdes un punto; si usas las dos, dos puntos; si utilizas una rodilla, menos un punto, y así sucesivamente. El objetivo es estar lo más cerca posible a diez puntos. La menor tasa de mortalidad está en torno a ocho y diez puntos.

Esta prueba es muy interesante, ya que no está pensada para gente frágil, sino para personas activas y funcionales en un momento dado entre los cincuenta y los ochenta y un años. Nos permite hacer estimaciones precisas del estado de salud sin que hayamos tenido que deteriorarnos tanto. Ahí, hemos llegado tarde. Y no quieres eso... Aquí te dejo este vídeo de mi canal de YouTube por si deseas saber cómo se hacen estos test paso a paso:

Hasta ahora hemos visto pruebas que miden el nivel de fuerza, coordinación y equilibrio, pero ¿qué hay de la resistencia cardiovascular? Centrémonos en ella a través de dos test sencillos.

Test de Ruffier-Dickson

Esta prueba mide la capacidad de adaptación al ejercicio cardiovascular, más prolongado en el tiempo y más o menos intenso. Cuanto más intenso, menos durará. Es decir, mide tu respuesta cardiaca al ejercicio cardiovascular moderado. Lo primero que hay que hacer es medir la frecuencia cardiaca en reposo: cuenta los latidos de tu arteria carótida (en el cuello) durante quince segundos y multiplica ese número por cuatro.

Una vez tengas ese dato, el objetivo es que hagas un ejercicio cardiovascular a un ritmo medio. El test consiste en realizar treinta sentadillas en cuarenta y cinco segundos con tu propio peso. Si no puedes hacerlas sin apoyo, siéntate y levántate de una silla. Si no llegas a treinta, párate a los cuarenta y cinco segundos. En cuanto termines el ejercicio, vuelves a medir tu frecuencia cardiaca. Si todo va bien, tiene que ser más alta que la del principio. Eso indica que tu corazón ha trabajado para permitir el esfuerzo físico. Por ahora, todo correcto.

Un minuto después de haber realizado el ejercicio, mide por tercera vez tu frecuencia cardiaca para comprobar si ha vuelto al punto de partida o no. Cuando tengas las tres mediciones (FC1, FC2 y FC3), usa esta fórmula para calcular el índice de Ruffier-Dickson:

$$(FC2 - 70) + (FC3 - FC1) / 10$$

El valor obtenido se interpreta de la siguiente manera:

- < 4: excelente condición física (muy buena capacidad de recuperación).
- 4-6: buena condición física (capacidad cardiovascular adecuada).
- 6-8: condición física normal (capacidad cardiovascular promedio).
- > 8: mala condición física (puede indicar fatiga cardiovascular o falta de entrenamiento).

Realizar este test es muy interesante sobre todo con aquellas personas que dicen o afirman que están bien. Probablemente esta prueba le diga una verdad incómoda a más de uno. Te animo a probarlo, siempre que las condiciones lo permitan.

La siguiente prueba quizá sea un poco menos exigente que esta, ya que también implica a la capacidad cardiovascular, pero en este caso se realiza andando.

Test de los seis minutos caminando

De forma general, para valorar la capacidad cardiovascular de alguien con obesidad, hay que realizarle pruebas que no exijan correr. Debido al exceso de peso, el impacto de la carrera puede ser duro de asimilar para sus articulaciones, como las caderas o las rodillas, que sufrirían demasiado. Una prueba validada que podemos usar (y que casi cualquiera puede hacer) es el test de los seis minutos caminando (6MWD).[8] Doy las gracias a mi amigo José, doctor en Ciencias del Deporte, por explicarme esta prueba durante una conversación de *gym-bros*.

Este test consiste en caminar la mayor distancia posible durante seis minutos. Cuantos más metros se recorran en ese tiempo, mejor pronóstico de salud tendrá el paciente.

Un estudio realizado en 1.665 personas mayores de sesenta y cinco años sin enfermedad cardiovascular establecida pero con algunos factores de riesgo —hipertensión, diabetes tipo 2, dislipemia u obesidad— reveló a los ocho años de seguimiento que los que estaban en los quintiles más lentos presentaban un riesgo de 1,5 veces más mortalidad por todas las causas que aquellos con el quintil más alto. Ya sabes, la próxima vez que camines, date prisa.

Esta tabla muestra unas aproximaciones al nivel de rendimiento físico que deberíamos obtener en esta prueba ajustadas por edad y sexo, así tendrás métricas objetivas con las que compararte.[9] Si las igualas o las superas, maravilloso. Si no llegas, debes leer (y aplicar) el bloque 3 de este libro de manera imperativa.

Valores orientativos del *6-Minute Walks Distance* (6MWD) por edad y sexo

(Percentiles 75, 50, 25 y 10; población sana)
Derivado de Enright & Sherrill/Troosters et al. *(curvas normativas)*

Edad (años)	Sexo	P75 (excelente)	P50 (normal)	P25 (bajo)	P10 (muy bajo/ riesgo)
40-49	Hombres	~ 670 m	~ 600 m	~ 540 m	~ 500 m
	Mujeres	~ 640 m	~ 560 m	~ 500 m	~ 460 m
50-59	Hombres	~ 650 m	~ 575 m	~ 520 m	~ 480 m
	Mujeres	~ 610 m	~ 535 m	~ 480 m	~ 440 m
60-69	Hombres	~ 620 m	~ 550 m	~ 490 m	~ 450 m
	Mujeres	~ 580 m	~ 510 m	~ 460 m	~ 420 m
70-80	Hombres	~ 580 m	~ 500 m	~ 460 m	~ 420 m
	Mujeres	~ 540 m	~ 480 m	~ 430 m	~ 400 m

Tabla 5. Distancia que camina la población sin patologías cardiopulmonares y división por percentiles de rendimiento. Muchos estudios consideran «población sana» a aquella que no tiene una patología clínicamente diagnosticada, pero sí puede tener factores de riesgo para presentarla: obesidad, hipertensión, diabetes tipo 2, dislipemia… Fuente: C. Casanova *et al.*, «Six Minute Walk Distance Project (ALAT). The 6-min walk distance in healthy subjects: Reference standards from seven countries», en *European Respiratory Journal*, enero de 2011, 37(1): 150-156.

Una vez ya conoces las diferentes pruebas de valoración de la condición física que podemos utilizar para evaluar de forma global a la persona —siendo para mi gusto mucho más importantes las primeras—, hay que ver si merece o no la pena hacernos analíticas para averiguar nuestro estado de salud. ¿Cuándo tienen sentido y cuándo no?

Marcadores analíticos útiles

Este apartado me encanta. No solo porque sea especialista en ello, sino porque aquí es donde la gente se lía más. Muchas personas me preguntan: «¿Me tengo que hacer una analítica antes de entrar en tu programa, Víctor?». Es decir, quieren saber si hacerse un análisis es obligatorio para empezar a comer mejor, hacer ejercicio y moverse más. La respuesta es que en la gran mayoría de los casos no es necesario; sin embargo, en otros contextos podría serlo.

La mayoría de la población no necesita hacerse analíticas ni pruebas como condición *sine qua non* para mejorar sus hábitos. De hecho, mejorar el estilo de vida mejorará su salud sin necesidad de que haga nada más. Rara vez he visto que una analítica contraindique un alimento o ejercicio. Para tal efecto, veo mucho más útiles los test básicos de ejercicio que hemos visto en el apartado anterior. Esos sí que nos pueden orientar más en cuanto a los movimientos que puede realizar la persona.

Lo que sucede es que mucha gente otorga a la analítica la gran autoridad sobre su salud. Si está bien, todo bien. Si sale un asterisco, se preocupa. Lo he visto muchas veces en el hospital: múltiples pacientes moribundos con una analítica perfecta. «Se murió sí, pero el ácido úrico estaba normal». Las analíticas son una herramienta más, no una prueba perfecta de cómo está tu salud. Punto.

Es cierto que, si tienes sobrepeso u obesidad y además diabetes o alguna otra alteración metabólica, es bueno que cada seis meses o cada año, según el caso, te hagas una analítica de control para ver cómo va todo. Si estás mal controlado, puede que la necesites cada tres meses. Pero cuidado. No todo es la analítica, lo importante es lo que haces DESPUÉS del análisis. No te obsesiones con ellas si luego no te vas a enfocar en las acciones que debes poner en práctica. Distinto es que tengas otras enfermedades aparte de la obesidad y debas hacerte pruebas complementarias. Esto tampoco descarta que te sometas a los *screenings* básicos de enfermedades frecuentes y potencialmente mortales, como el cáncer de mama o el colorrectal.

Es razonable que, si has sufrido un infarto, te hagan un electrocardiograma de control, tomes una medicación X y además te programen alguna ecocardiografía para saber cómo ha quedado tu corazón a nivel funcional. También sería lógico que, si tienes alguna enfermedad del aparato digestivo o ginecológica que requiera pruebas adicionales, te las hagas. No estoy en contra de hacernos pruebas o *screenings* si nos han diagnosticado alguna enfermedad o estamos en riesgo de padecer alguna y podríamos beneficiarnos del diagnóstico precoz. No hablo de eso.

Me refiero sobre todo a hacernos pruebas porque sí, a lo loco, pensando que así estaremos más controlados. Que quede claro. Dicho esto, a partir de los cuarenta, casi en cualquier persona sería razonable hacerse una analítica al año o cada dos. Esto no mata a nadie, desde luego. Pero primero es importante poner las cosas en su contexto. Ahora que ya sabes que la analítica es importante pero NO lo más importante en todos los casos, veamos qué marcadores solicitaría a cualquiera que se esté realizando un seguimiento por obesidad, diabetes tipo 2 u otra alteración metabólica:

- **Glucosa en ayunas.** Permite monitorizar el control glucémico básico. Lo ideal, como sabes, es que esté por debajo de 100 mg/dl. Entre 101 y 126 mg/dl, hablamos de prediabetes, y sería diagnóstico de diabetes si salen más de 126 mg/dl en dos determinaciones consecutivas de dos días diferentes.

- **Hemoglobina A1c (HbA1c).** Indicador a largo plazo del control glucémico que refleja la glucosa promedio de los últimos tres meses. Lo ideal es que esté por debajo del 5,7 %. Entre el 5,7 y el 6,4 %, tendríamos los rangos de prediabetes, y estaríamos hablando de diabetes si supera el 6,5 %.

- **Perfil lipídico con colesterol total, HDL (bueno), LDL (malo) y triglicéridos.** Estos marcadores son esenciales para evaluar el riesgo cardiovascular asociado con la obesidad y la diabetes. En algunos casos, se le podría añadir la ApoB, para estimar de forma más precisa el riesgo cardiovascular, aunque, sinceramente, la mayoría ya son de alto riesgo. Lo sabemos sin que haga falta medir nada más. En general, nos gusta que el LDL esté por debajo de 130 mg/dl (en diabetes sin complicaciones por debajo de 100) y los triglicéridos por debajo de 150 mg/dl (aunque si están por debajo de 100, mejor todavía).
- **Transaminasas.** La medición del aspartato-aminotransferasa (GOT), de la alanina-aminotransferasa (GPT) y de la gamma-glutamiltransferasa (GGT) es muy útil para valorar el daño hepático. La obesidad y la infiltración de grasa visceral puede producir hígado graso con inflamación del órgano (esteatohepatitis). En este contexto, las enzimas hepáticas se elevan en sangre, en especial la GGT. Hay que tener ojo con su interpretación, ya que estas transaminasas también se encuentran en el interior de los músculos y podrían elevarse ante situaciones de ejercicio intenso; por eso tomamos la GGT como la más específica de alteración por hígado graso. Para ver si existe daño muscular, puede ser más específico pedir un análisis de la enzima creatina-fosfocinasa (CPK).
- **Albúmina.** Esta proteína se produce en el hígado y ayuda a mantener la presión del plasma sanguíneo. Un mal estado nutricional tiende a reducir los niveles de esta proteína, que se considera un marcador de gran relevancia a nivel de nutrición. Si se reduce, también es marcador de daño hepático.
- **Insulina en ayunas.** Podría ser útil para evaluar alteraciones del metabolismo de la glucosa, aunque no haya

todavía cambios en ella. El mecanismo básico de desarrollo de la diabetes tipo 2 es la resistencia a la insulina, y esto sucede muchos años antes de que la glucemia se altere en la analítica. Si medimos la glucemia en ayunas y los niveles de insulina, podemos estimar cuánto está trabajando el páncreas para mantener normales los niveles de glucosa. Es decir, ¿tenemos la glucosa normal porque el páncreas trabaja como una vaca lechera o porque el páncreas libera la cantidad justa y necesaria de insulina? Ahí está la clave. Gracias a la medición de la insulina y la glucosa en ayunas podemos calcular el índice HOMA-IR (*Homeostasis Model Assessment of Insulin Resistance*) para estimar la resistencia a la insulina. El cálculo sería el siguiente:

HOMA-IR =
Glucosa en ayunas (mg/dl) × insulina en ayunas (mU/l) / 405

Se interpreta de este modo:

- o HOMA-IR < 1: normal, baja resistencia a la insulina.
- o HOMA-IR entre 1 y 2,5: posible resistencia a la insulina.
- o HOMA-IR > 2,5: alta resistencia a la insulina, con mayor riesgo de desarrollar diabetes tipo 2 y otras comorbilidades metabólicas.

- **Péptido-C.** Indicador de la producción de insulina endógena. Indica la reserva de insulina del páncreas y es un marcador útil que podemos solicitar cuando se duda del diagnóstico entre una diabetes tipo 1 (péptido C bajo por escasez de insulina) y una tipo 2 (péptido C alto por exceso de insulina, solo que esta no actúa bien a nivel periférico por el exceso de grasa corporal).

- **Ácido úrico.** Puede estar elevado en pacientes con obesidad y diabetes tipo 2, lo que aumenta el riesgo de comorbilidades como la gota.
- **Creatinina y tasa de filtración glomerular estimada (TFG).** Sirve para evaluar la función renal, dado que la diabetes y la obesidad pueden aumentar el riesgo de enfermedad renal crónica. Consideramos que el FG debe estar por encima de 60 ml/min para considerarlo normal, aunque también depende de la edad del sujeto. En personas mayores se pueden aceptar FG más bajos. La creatinina también puede salir falsamente elevada en deportistas, pues en el interior de los músculos existen depósitos de creatina que, al degradarse en creatinina, son eliminados por vía renal. Por este motivo conviene hacerse la analítica en ayunas, con un buen estado de hidratación y, si es posible, sin haber hecho ejercicio muy intenso el día de antes para no alterar los resultados.
- **Albuminuria.** Para detectar daño renal temprano. En general, consideramos que tiene que estar por debajo de 30 mg/g. En este caso, no se mide en sangre, sino en un análisis de orina. También es muy importante realizarlo si hay diabetes de por medio.
- **Proteína C-reactiva (PCR).** Marcador de inflamación sistémica que en la obesidad y la diabetes puede estar elevado. No es obligatorio pedirlo, pero en algunos casos puede aportar información adicional sobre el estado inflamatorio.
- **Vitamina D.** Su deficiencia se asocia con un mayor riesgo de resistencia a la insulina y obesidad. De hecho, casi todas las enfermedades crónicas cursan con un déficit de vitamina D. Unos niveles superiores a 30 mg/g son deseables para el grueso general de la población y conviene suplementarla si está por debajo.

- **Electrolitos.** El monitoreo regular de sodio, potasio, calcio y magnesio son útiles sobre todo si se usan fármacos como los diuréticos en el tratamiento de la hipertensión o la insuficiencia renal.
- **Perfil tiroideo.** Muchísimas veces se ve afectado por la obesidad en el hipotiroidismo subclínico. Conviene medir al menos la TSH y la tiroxina libre (T_4L) para descartar esta patología e iniciar el tratamiento, si procede.
- **Hemograma completo.** Para descartar anemia u otra alteración hematológica. De paso es conveniente mirar si los leucocitos totales y las plaquetas están en rango.

Estos serían los marcadores analíticos que, a nivel básico, podríamos solicitar para evaluar nuestro estado de salud general. Nos aportan información para tomar decisiones en un momento dado, y a cualquier médico le podrían ser de utilidad. Si tenemos otras patologías, dolencias o síntomas, se podrían pedir otros parámetros más avanzados. Pero no es el objetivo de este libro ir más allá de lo necesario, no hace falta para la mayoría. Con esto vamos que chutamos.

Una vez que conoces lo que necesitas para empezar y puedes estimar tu punto de partida, llega el momento de comenzar. Hasta ahora, lo que hemos visto solo ha servido para meter información de más o menos utilidad en tu cerebro. A partir de este momento, vamos a llevarla a la práctica en los siguientes capítulos. El conocimiento sin aplicación no sirve para nada, como bien sabes, y las pruebas por sí solas no adelgazan ni te dan la vida que tú quieres. Es la hora de pasar a la acción. ¿Vamos juntos?

13

Nutrición (de verdad) adaptada a la menopausia

Arrancamos fuerte con una verdad incómoda: no existe una alimentación específica para la menopausia ni para perder peso. Punto. La gran mayoría de las veces es puro marketing, y admito que yo mismo lo hago. Se lo explico así a mis pacientes: «Te tengo que decir que debes comer cierto alimento para bajar tu glucosa porque, si no, no me escucharías». En un libro es diferente. Te puedo informar de otra manera, profundizar en mecanismos de fisiología que en otro formato cuesta mucho que me prestes atención.

Por lo tanto, y partiendo de estas bases claras, puedo allanar el terreno para explicarte las cosas como son. Alimentarse bien no es difícil, pero todos preguntan: «Doctor, ¿qué puedo y qué no puedo comer?». Ante eso, siempre contesto lo mismo: «En el fondo ya lo sabes, no hace falta que yo te lo diga». Todos sabemos que comer verdura y fruta es bueno, y que comer bollos no lo es. Entonces ¿por qué tanto lío?

La respuesta: porque no tenemos las bases claras y, además, queremos creer que hay superalimentos mágicos que, al ingerirlos, eliminan los problemas. Todo ello por la creencia de que la nutrición da el 80 % de los resultados. Completamente falso. En lo más profundo de nuestro ser, todos sabemos lo que es bueno comer y lo que no. El problema es mantener el comportamiento correcto a largo plazo.

No es una cuestión de conocimiento, siempre ha sido un tema de gestión emocional y mentalidad. Aun así, hay cosas que quizá no sepamos. Y esto es lo que voy a explicar en este capítulo. Pero ten una cosa clara: si no cambias tu mentalidad ni eliminas los mitos que hemos visto en el capítulo 7, nada de lo que leas aquí te dará resultado. Por eso he decidido dar importancia a lo importante. Primero cambia tu mentalidad y tu identidad, y luego vendrán los resultados con toda la naturalidad del mundo. Ya estás advertida. Ahora entramos al turrón, y vamos a dividirlo en pasos.

Paso 1. Creación del déficit calórico

Este es el paso fundamental e inexcusable si quieres perder peso, tengas o no la menopausia. No cometas el error de pensar que el déficit calórico hay que crearlo comiendo poco, pues no es así. Debes crearlo con la alimentación, pero también con la actividad física (la gran olvidada). Adelgazas cuando las calorías que entran son inferiores a las que gastas. Por eso todas las dietas que se precien funcionan a corto plazo. Te recortan la ingesta de calorías y pierdes peso. No hay más, te lo prometo.

- Batidos: pierdes peso porque dejas de comer, no por los batidos.
- Dieta ceto: pierdes peso porque comes menos calorías, no porque elimines los hidratos de carbono.
- Dieta de la piña: pierdes peso porque no comes, no por la piña.
- Dieta de la alcachofa: pierdes peso porque no comes, no por la alcachofa.

¿Me entiendes?

Una vez conoces la importancia capital de este déficit calórico, es el momento de hacerlo bien, no basándote en magufadas. El déficit calórico no debe ser muy agresivo, sino entre leve y moderado. Eso no se consigue recortando comida, sino aumentando la actividad física y siendo consciente de la cantidad de comida que uno come. Como hemos visto, está muy documentado que, en personas con obesidad (y sin ella), se sobreestima el movimiento diario y se infravalora el consumo de calorías.

Y ojo, el autoengaño no es consciente. La gente no se miente a propósito, no digo eso. No tomamos métricas porque es más sencillo no hacerlo. El ojímetro es la unidad de medida de todo el mundo, por eso no logramos resultados. Pensamos que andamos más y que comemos menos de lo que lo hacemos. Muchos no consideran comer el picoteo. Solo cuentan el plato que se sirven cuando se sientan a la mesa. No funciona así. Todo lo que te metes por la boca cuenta. Todo.

Por supuesto, como organizarse el día para aumentar el nivel de movimiento es más difícil que retirar comida, es la opción por la que opta la mayoría, que cree que moverse es opcional y que lo importante es hacer dieta. De ahí que a largo plazo no se sostengan los resultados. Por eso, cuando las personas empiezan a trabajar con nosotros para que las ayudemos a perder peso, hay tres acciones no negociables si lo quieren lograr:

1. **Pesar la comida,** al menos durante un tiempo. En la obesidad, los circuitos cerebrales que regulan el hambre y la saciedad pueden estar alterados.[1] Por lo general, la persona no sabe regular el apetito, de modo que siempre lo recomiendo.
2. **Aumentar la actividad física,** mejor si es por encima de los diez mil pasos al día. Lo ideal es llevar una pulsera, un reloj o un móvil que cuente los pasos para que sepas cuánto te mueves. Lo que no se mide no se puede mejorar.
3. **Hacer ejercicio de fuerza.** Lo veremos en el próximo capítulo.

¿Por qué no son negociables estas acciones? Porque, si una falla, el resultado a corto y a largo plazo se verá comprometido. Si no pesas la comida, puede que te pases de calorías y no seas consciente de que, por ejemplo, estabas cocinando con demasiado aceite o te estabas pasando con esa salsa tan rica. Si no conoces el valor calórico de los alimentos, quizá dejes de comer macarrones porque pienses que engordan (demonización de alimentos) y, en su lugar, te zampes tres aguacates (crees que es más sano).

No eres consciente de que «sano» no es sinónimo de «bajo en calorías». Por lo tanto, para crear un déficit calórico sostenible en el tiempo, debes saber qué comes, no hay otra. Y el picoteo cuenta, por supuesto. Si no le ponemos conciencia y seguimos comiendo emocionalmente, nos estamos haciendo una jugarreta. De ahí que te dijera que lo importante es primero la gestión mental y emocional. Si no ocurre, nada de lo que hagas se sostendrá a la larga. Debes concebirte como una persona que se cuida, no como alguien que está a dieta.

Paso 2. Selección de los alimentos: «¿Ahora qué como?»

Ahora es cuando te voy a solucionar la duda por la que quizá has comprado este libro: «¿Qué diablos tengo que comer y qué no?». No te preocupes, que la respuesta está muy clara. Vamos a aprender qué alimentos son los mejores según la cantidad de proteínas, grasas, hidratos de carbono y fibra. De hecho, hay que realizar un reparto razonable de estos macronutrientes a diario para que la alimentación tenga sentido.

Hidratos de carbono

Los hidratos de carbono o carbohidratos son un componente esencial de la alimentación, por mucho que le duela a los cetos.

Alimentos como la fruta, la verdura, los cereales integrales, las legumbres, los tubérculos y los pseudocereales son saludables y tienen cabida en el plan alimentario de casi cualquier persona. Da igual si quiere perder peso o no. Solo tendremos que ajustar la cantidad (paso previo).

Existe el eterno debate entre si es mejor una dieta más alta o más baja en hidratos de carbono. La realidad científica y práctica que conocemos hoy es que da igual siempre y cuando se produzca déficit calórico.[2] Cualquiera de las dos opciones es válida, y dependerá de las preferencias de cada persona. Por lo tanto, no podemos establecer un porcentaje válido para todo el mundo, pero es razonable que complete entre el 30 y el 40 % de la alimentación. Esto puede suponer 2-3 g por kilo de peso al día. Cuanto más ejercicio hagas, más necesitarás.

- Cereales integrales: avena; pan, arroz y pasta integral; maíz... Recomendación: 40-60 g en crudo, 3 veces a la semana.
- Tubérculos: patata, boniato. Recomendación: 150-200 g cocidos o al microondas, 2-4 veces a la semana.
- Legumbres: alubias, lentejas, garbanzos, frijoles, judías... Me encanta la pasta de lentejas, presente en muchos supermercados. Recomendación: 100 g al día en crudo o 200 g cocidas.
- Frutas: manzana, plátano, melocotón, melón, sandía, tomate... La que quieras, no hay fruta mala. Recomendación: 2-3 porciones al día es más que suficiente.
- Verduras: tres cuartas partes de lo mismo, las que quieras. Todas tienen un valor calórico tendente a cero: calabacín, cebolla, pimiento, champiñones... No hay límite. Cuanta más variedad, mejor. Recomendación: 300 g pesadas en crudo en comida y cena te aportarán la saciedad que necesitas.

- Pseudocereales: quinoa, trigo sarraceno, amaranto. Recomendación: una ración similar a la de los cereales integrales. Se pueden intercambiar con los tubérculos y los cereales integrales para vigilar las cantidades y no pasarnos.

La pregunta ahora es: ¿te parece una locura o ves razonable consumir estos alimentos en su justa medida? Algunos los demonizan sin sentido porque «suben la glucosa», pero eso nunca supondrá un problema. Estos alimentos son y serán buenos por una única razón: los hemos consumido toda la santa vida. Punto. Los tomamos desde que éramos cavernícolas cazadores-recolectores. Estamos adaptados a ellos. Son la base de la dieta mediterránea, una de las pocas que ha demostrado beneficios en la salud y la reducción de mortalidad por todas las causas.[3]

Te garantizo que nadie tiene obesidad por comer manzanas ni es diabético por comer más sandía que fresas. No va por ahí, te lo prometo. Ahora sabes qué puedes comer a nivel de carbohidratos, pero te preguntarás: «¿Qué carbohidratos no puedo comer?». Te diré dos cosas al respecto. La primera: sigues pensando con mentalidad restrictiva, y eso te generará problemas de relación con la comida. La segunda: empezar a comer alimentos que sabes que son seguros no garantiza que tu problema quede resuelto. Ni de coña. Te falta mucho camino por recorrer.

A pesar de ello, te revelaré qué alimentos con carbohidratos deberías limitar o, al menos, no comer a diario: refrescos, zumos industriales, galletas, pasteles, cereales azucarados, *snacks*, dulces empaquetados, yogures azucarados, pizzas precongeladas, lasañas, chucherías, empanados, etc. Quizá no te he descubierto América (te lo advertí). Estos alimentos, aunque tengan carbohidratos, nada tienen que ver con los hidratos de carbono que ya hemos visto por dos motivos principales:

1. **No contienen fibra.** Los azúcares se absorben rápidamente en el torrente sanguíneo, lo que puede producir alteraciones a nivel energético. La fruta tiene azúcar, sí, pero en una matriz alimentaria y con unos micronutrientes que generan salud. Estos alimentos funcionan al revés.
2. **No generan saciedad, sino que estimulan la ingesta compulsiva y sin límite.** Y eso predispone a engordar. Los carbohidratos saludables sacian y generan bienestar digestivo porque son los alimentos predilectos de la microbiota.

Grasas

Si los carbohidratos están demonizados en la sociedad porque «contienen azúcar», las grasas también «porque engordan». Lo que desconocemos muchas veces es qué alimentos llevan grasa y cuáles no, y eso es lo que nos puede llevar a subestimarlos a nivel calórico. Al igual que sucede con los carbohidratos, también hay mucho debate científico entre si es bueno llevar una dieta más alta o más baja en grasa para perder peso. La conclusión general es siempre la misma: mientras estés en déficit calórico, perderás peso, sin importar que comas más o menos grasa. Por tanto, no podemos establecer un porcentaje válido para todo el mundo, pero puede ser razonable que también ronde el 30 o el 40 %. Esto puede suponer alrededor de 0,8-1 g de grasa por kilo de peso al día. Entonces ¿qué alimentos con grasa es bueno comer?

- Aceite de oliva virgen extra. Recomendación: 10 ml al día (1-2 cucharadas soperas).
- Otros aceites saludables: de lino, de aguacate, de girasol alto oleico, de coco (este último contiene más grasa saturada, de modo que, aunque es saludable, mejor no te

excedas, porque puede elevar mucho el colesterol LDL. Lo limitaría, como mucho, a 1-2 veces a la semana).

- Frutos secos: almendras, nueces, avellanas, anacardos, pistachos, cacahuetes (aunque estos se consideran legumbres, los incluyo aquí por su valor calórico). Recomendación: 20-30 g al día (un puñado).
- Mantequilla de cacahuete (sin pasarse).
- Aguacate (es una fruta, pero aparece aquí por su mayor contenido en grasa). Recomendación: media porción 2-3 veces a la semana. Puede ser más si se ajustan bien las calorías diarias.
- Semillas: chía, linaza, sésamo, cáñamo... Recomendación: 5-10 g al día (1-2 cucharaditas).
- Chocolate negro de más de un 70 % de cacao puro. Recomendación: una onza diaria es una cantidad razonable que puede usarse como un rico postre.
- Lácteos fermentados sin azúcares añadidos y con más grasa, como el yogur griego y leche entera. Recomendación: uno al día, si te gusta. En el caso del yogur, existe la versión *light*, muy interesante si tu objetivo es perder peso.
- Queso curado. Recomendación: 20-30 g, 3-4 veces a la semana.
- Pescado azul graso rico en omega-3: atún, caballa, arenque, bonito, salmón... Recomendación: 150-300 g, 2 veces a la semana. Es rico en proteínas, como veremos en el siguiente apartado.

Ahora que ya sabes qué alimentos con grasa es bueno comer, te preguntarás: «¿Y qué alimentos con grasa no son buenos?». Te los digo muy rápido: salsas y aderezos, hamburguesas industriales, patatas fritas de bolsa, *nuggets* de pollo, fritos, sobre todo en aceites de girasol, colza o palma, donuts, cruasanes, manteca de cerdo, margarina, comidas precocinadas como lasañas, empanadas, comidas envasadas, sopas instantáneas, arroz frito, galletas y cereales de chocolate, helados... No hace falta que siga, ¿verdad? La diferencia está muy clara.

A nivel calórico, estos ultraprocesados pueden llegar a engordar igual que los alimentos saludables por su contenido en grasa. La grasa aporta 9 kcal/g. Por eso no debes confundir «saludable» con «sin calorías». Tienes que ser muy consciente de la cantidad que comes. A pesar de ello, la calidad del alimento y su impacto en el organismo serán muy diferentes. Por lo tanto, ya sabes cuáles priorizar y no tendrás ningún tipo de duda de lo que es bueno comer o no.

De verdad, enfocarlo desde esta perspectiva no es tan difícil. Estos alimentos complementan a la perfección los de origen vegetal que hemos visto en el apartado de los carbohidratos. Si comes de esta forma, verás resultados, especialmente si has ajustado las cantidades según tus necesidades calóricas. De este modo, perderás grasa y disfrutarás de la comida. Eso no significa, como sabes, que de vez en cuando no puedas darte un capricho, pero hazlo desde la elección, no desde la imposición.

Proteínas

Ha llegado el momento de conocer al macronutriente estrella, quizá el que menos abunda en la alimentación. Y no porque no sea importante, sino porque es el que menos se suele añadir. Cuando no lo incluimos, reducimos la saciedad y dejamos de incorporar alimentos fundamentales para construir masa muscular. Las proteínas son un conjunto de aminoácidos que nos ayudan a crear las estructuras básicas del cuerpo: músculos, huesos, reparación de los tejidos dañados, etc.

En la ciencia, desde hace un tiempo se habla de cuánta proteína tiene que consumir un individuo promedio. Los datos apuntan a que parece razonable que un sujeto tome alrededor de 1,5 g por kilo corporal al día, aunque se puede incrementar en el caso de los deportistas. A mi modo de verlo, siempre que se crea un plan de alimentación, lo ideal es ajustar primero las calorías y las proteínas y, al final, los carbohidratos y la grasa. Entonces ¿qué alimentos con proteína es bueno comer?

- Pescado azul (visto antes). Recomendación: 150-300 g, 2 veces a la semana.
- Pescado blanco. Recomendación: 150-300 g, 2 veces a la semana 2-3 veces a la semana.
- Carne magra, mejor blanca: pollo, pavo, conejo. Recomendación: 150-300 g, 2 veces a la semana. Se puede incluir la carne roja, aunque solo 1-2 veces a la semana.
- Marisco: gambas, mejillones, calamares, pulpo... Recomendación: 50-100 g, 1-2 veces a la semana.
- Legumbres (vistas por su contenido en carbohidratos, lo que las convierte, a mi juicio, en un alimento imprescindible). Recomendación: 100 g al día en crudo o 200 g cocidas. Quiero destacar el valor nutricional de la soja texturizada, con 50 g de proteína por cada 100 g. Deberían ser un alimento de consumo diario al mismo nivel que las frutas, las verduras y el aceite de oliva virgen extra.
- Tofu, tempe, seitán. Cantidades aproximadas igual que las legumbres, aunque en este caso no hay que incorporarlas cada día.
- Huevos. Recomendación: 1-2 unidades al día o cada 2 días, según el caso.
- Lácteos sin azúcares añadidos: quesos con menos cantidad de grasa (fresco o *cottage*), yogures o leche con extra de proteínas, presentes en algunos supermercados, y leche de cualquier tipo, en especial entera. Recomenda-

ción: 1 al día. Pueden priorizarse frente a los lácteos ricos en grasa si queremos perder peso.

- Proteína de suero (*whey protein*). Hablaré largo y tendido sobre ella en el capítulo «Suplementación útil», aunque podría considerarse un alimento, pues procede de la leche.

Aquí tienes una buena selección de alimentos, pero ¿sabías que también hay ultraprocesados ricos en proteínas? Embutidos y fiambres (chorizo, jamón york, salchichón, salami, mortadela…), carnes procesadas y empanadas (sanjacobos o *nuggets*), quesos procesados (tranchetes o quesitos en porciones), patés, cortezas de cerdo, barritas, etc. Como ves, no es oro todo lo que reluce.

Tras haber leído este apartado de nutrición, quizá ya sepas que cuentas con una gran variedad de alimentos saludables. Con ellos puedes crear platos de los que ni siquiera eres consciente. Espero que se te haya quitado de la cabeza que tienes que hacer una dieta restrictiva basada en el pollo con lechuga y la merluza con judías. Hay vida más allá de eso, ya lo sabes. Sin embargo, antes de pasar al siguiente capítulo, queda un último paso.

Paso 3. Distribución y horarios de las comidas

Podría decir que este tercer (y breve) paso es el menos importante. Si sigues los dos anteriores, conseguirás resultados sin tener que hacer nada de lo que te diga aquí. Más que para aplicarlo, considéralo para desmontarlo.

- **No existe la combinación de alimentos perfecta.** Hagamos una crítica constructiva al plato saludable de Harvard. Según esta metodología —muy práctica y útil, por cierto—, debemos combinar los alimentos de una manera muy concreta: 50 % de verduras, 25 % de proteína y 25 % de carbohidratos y grasas. Sobre el papel, puede funcionar, pero tiene dos problemas. El primero es que habitualmente no se informa de cantidades y, sin eso, no vamos a ningún sitio. El segundo es que muchas veces no se da variedad de alimentos y la persona acaba cayendo en el pollo con lechuga y la merluza con judías. Por otra parte, mientras que el plato esté ajustado por cantidades, esos porcentajes no importan. Son una orientación, no una verdad absoluta.

- **No existe el número perfecto de comidas diarias.** Con lo que acabas de aprender, puedes montártelas a tu gusto. Da igual si haces dos, tres o cinco. Eso no es relevante. Lo que al final da resultado es que disfrutes de lo que estás haciendo en tu día a día. Punto. Si te gusta desayunar, desayuna. Si no te gusta, no lo hagas. Si te gusta cenar, cena. Si no te gusta, no cenes. Todo depende de tu estilo de vida, no de reglas arbitrarias que no se adaptan realmente a ti.

Si aplicas estas reglas sencillas y básicas, te aseguro que obtendrás más resultados y reducirás el ruido mental. Recuerda, no es lo que lees, sino lo que haces con lo que lees. Ahora toca analizar el siguiente hábito, uno de los menos valorados, pero quizá de los más importantes: el ejercicio y el movimiento.

14

Ejercicio y movimiento inteligente: fuerza, resistencia y actividad física

Los hábitos de ejercicio y movimiento son de los más difíciles de adquirir, por eso la mayoría de la población es sedentaria y no llega a unos mínimos de actividad física. El ejercicio y la actividad física son hábitos para los que hay muchas barreras sociales y personales que vencer antes de que la persona dé el paso.[1] Entre ellas, destacan:

- **Falta de cultura e importancia social del ejercicio.** Es raro que se hagan planes en torno al ejercicio y el movimiento; hay más alrededor de la comida.
- **Falta de educación al respecto desde la infancia.** Si tus padres nunca te animaron a hacer ejercicio porque para ellos no era importante, ¿crees que será relevante para ti?
- **Falta de conocimiento de los ejercicios adecuados y de cómo hacerlos bien.** Puede echarte atrás por temor a lesionarte. Haber tenido un dolor puntual o una mala experiencia al practicarlos también lleva al abandono. Por lo general, el motivo es que no ha habido un acompañamiento o una tutorización durante la práctica.
- **Falta de apoyo social.** El apoyo de amigos y familiares es fundamental para el éxito en la adopción de hábitos saludables. En muchos casos, la falta de una red de apoyo que anime o acompañe en la práctica del ejercicio

puede generar sensación de aislamiento (y, por lo tanto, no lo hará).

- **Trabajos con horarios poco flexibles.** En realidad, un trabajador que se cuida y hace ejercicio es mucho más productivo para cualquier empresa.
- **Estrés crónico y falta de la motivación para hacer ejercicio.** Las personas con las que trabajo comienzan a hacer ejercicio cuando ven que se deteriora su estado de salud. Entonces es cuando tienen un motivo para practicarlo. Si no hacer ejercicio no causara estragos, posiblemente jamás lo harían. Esta sobrecarga provoca la sensación de que no hay tiempo para entrenar, lo que lleva a la postergación.
- **Percepción del ejercicio a nivel personal y social como algo cansado, aburrido u obligatorio.** Todo esto influye y genera una sensación de refuerzo negativo que hace que la conducta no se repita.
- **Preocupación sobre la imagen corporal o juicio social.** Muchas personas con sobrepeso huyen del ejercicio no porque no quieran practicarlo, sino porque piensan que parecerán torpes e inútiles. Prefieren evitarlo para no sentirse avergonzadas.
- **Preocupación sobre su estado de salud.** Algunos rechazan el ejercicio por múltiples dolencias, ya sea por un dolor articular o cualquier otra enfermedad. La excusa es que no saben si es compatible con la práctica del ejercicio. Muchas personas no buscan una segunda opinión, sino que se agarran a la recomendación sanitaria de «No hagas ejercicio en tu caso, que es malo».
- **Expectativas irreales.** Mucha gente, al emprender un cambio físico para perder peso, no para mejorar la salud, se frustran porque quieren resultados rápidos. Si no lo consiguen, lo dejan y abandonan. Eso los lleva a relacio-

narse mal con el ejercicio y, por lo tanto, a no convertirlo en un hábito.

- **Disminución de espacios al aire libre para hacer ejercicio y movimiento, y aumento de la oferta de ocio sedentario.** Ambiente obesogénico en toda regla.
- **Reducción del transporte activo en bicicleta o caminando y sustitución por otros medios, como patinete, moto, coche o transporte público.** En este sentido, afecta cómo se construyen las ciudades, que aumentan las carreteras y reducen las aceras.
- **La revolución tecnológica** también influye: hace que pasemos más tiempo sentados delante de pantallas que nos consumen la vida. Los hay que jamás reconocerán que se han pasado una hora sentados en la taza del váter haciendo *scroll* en Instagram...
- Si a esto le sumamos que los **lugares donde compramos la comida** (por lo general, los supermercados) no destacan por su oferta de alimentos saludables comparados con los ultraprocesados, tenemos el caldo de cultivo perfecto para la obesidad y sus complicaciones derivadas.

Por lo que has podido leer, la obesidad y su relación con el ejercicio es un tema complejo. No se puede simplificar en un «No tienes fuerza de voluntad». Lo cierto es que es difícil hacer ejercicio y moverte cuando tienes a toda una sociedad, ciudad, familia y creencias limitantes impulsándote a que no lo hagas. Sin embargo, no es imposible, pero tendrás que estar dispuesta a hacer todo lo que esté en tu mano. Y eso pasa por tomar ahora mismo dos decisiones:

1. Asume que, a partir de hoy, el ejercicio y el movimiento no pueden ser opcionales en tu vida, sino IMPORTANTES. Debe estar al mismo nivel que ir al trabajo o hacer las tareas del hogar.

2. Reconoce y estate dispuesta a cambiar esas situaciones que te alejan de su práctica. Este cambio debe ser permanente, no solo para unas semanas. Ese es el motivo por el que se fracasa. Veamos algunos ejemplos:
   - Busca la ayuda adecuada. Si nadie te ha informado y formado sobre el ejercicio durante tu infancia o adolescencia, responsabilízate de buscar al profesional que te ayude. Y no vale con quedarte con la primera opinión, ve al que te permita aplicar el ejercicio en tu vida.
   - Si no tienes apoyo social y familiar para lograrlo, abundan en internet los programas online para la práctica del ejercicio físico. De esta forma, contarás con un soporte y una ayuda diaria desde casa sin tener que desplazarte ni perder el tiempo. Yo tengo el mío, la Academia de Diabetes Online. En concreto, el programa «Menopausia en forma» ayuda a estas mujeres a perder peso y bajar la glucosa para siempre, usando también la THM, si está indicada.
   - Cambia tu mentalidad respecto al ejercicio y el movimiento. Pasa del «No tengo tiempo» al «¿Qué tengo que quitar de mi vida para ganar tiempo?». Dejar de pensar que es machacarse y sufrir. Te prometo que dedicarte una hora al día durante un año tanto para moverte más como para hacer ejercicio te cambiará la vida.

Si no tomas estas dos decisiones y cambias tus patrones de comportamiento, será difícil que funcione lo que te explique sobre el ejercicio. Tengo que ser sincero. No existen las fórmulas mágicas. En la primera parte del libro te he comentado que esto iba más de cambiar tu mentalidad que de otra cosa. Está claro que necesitas conocimientos, pero sin la actitud adecuada será como plantar una semilla en un suelo pobre. No brotará nada. En cambio, el conocimiento adecuado en terreno fértil hará maravillas.

Veamos los conceptos básicos que hay que tener en cuenta sobre el ejercicio y el movimiento.

Ejercicio y actividad física NO son lo mismo

Lo primero es dejar de confundir estos términos. Igual que no confundimos peras con manzanas, la actividad física y el ejercicio no son lo mismo. Ambos son saludables y tienen múltiples beneficios para la salud, pero la forma de practicarlos no es igual.

- **Actividad física.** Incluye movimientos no planificados a lo largo del día que aumentan el NEAT que hemos visto en capítulos anteriores. Ejemplos: pasear, desplazarte en bicicleta por la ciudad, subir escaleras, levantarte de la silla, dar un paseo mientras trabajas... Suma todo lo que sea movimiento no planificado.
- **Ejercicio físico.** Movimientos repetitivos planificados para realizarlos en un momento concreto del día con el objetivo de mejorar la condición física. Ejemplos: levantamiento de pesas en el gimnasio, *crossfit*, salir a correr, una rutina de tábata, una clase de zumba, *spinning* o *body-pump*...

Existen, por lo tanto, varias diferencias entre la actividad física (o movimiento) y el ejercicio, pero la principal, si la tuviéramos que resumir en una palabra, sería «intensidad». Caminar podría tener una intensidad de un uno o un dos (como mucho) sobre diez, y puedes hacerlo mucho rato. Sin embargo, un *curl* de bíceps con quince kilos por lado te podría costar un siete o un ocho sobre diez (depende de lo entrenado que estés, claro). Por tanto, no lo podrás mantener mucho tiempo. Esto se debe a la intensidad que tiene cada uno.

Muchas personas dicen que hacen ejercicio porque van a pilates, yoga, *aquagym*, taichí, *chi-kun*, etc. Sin embargo, pasan los años y siguen en el mismo estado de forma física: entre malo y muy malo. ¿Por qué? Porque, aunque todas las formas de ejercicio y movimiento sean buenas y saludables, no todas son óptimas. Una vez tuve a una paciente que me preguntó justo eso, y mi adjunto en ese momento le dijo: «¿Usted qué prefiere, ahorrar al mes quinientos euros o cincuenta céntimos?». Brillante como ejemplo. Que algo sea bueno no significa que sea lo mejor.

De hecho, invertir tiempo en algo que es bueno hace que perdamos recursos. El tiempo es limitado, y no usarlo en lo mejor es un coste de oportunidad importante. Dicho esto, como comento en *Maldito azúcar*, si te gusta el yoga, el pilates, el *aquagym* o cualquier disciplina de estas, hazla. Sinceramente, son buenas. Pero, aunque comerte el postre sea bueno, que no te quite del plato principal. Una vez hecha esta diferenciación, tenemos que ir a por ejercicios concretos que impacten sobre la masa ósea y muscular. Es hora de conocer el ejercicio.

Ejercicio físico: ¿cuál es mejor?

Si existiera una pastilla que, por el mero hecho de tomarla, te ofreciera los siguientes efectos beneficiosos, ¿la tomarías?:

- Reducción de la tensión arterial, el colesterol, los triglicéridos y la glucemia.
- Disminución del perímetro de cintura.
- Mejora del bienestar y el estado de ánimo.
- Protección de la enfermedad cardiovascular.
- Aumento de la masa mineral ósea.
- Alivio de los dolores articulares.

Estoy seguro de que te la tomarías. La mala noticia es que esta polipíldora no existe ni se vende en farmacias. Se llama «ejercicio», y está muy infrautilizado para los efectos beneficiosos y los nulos efectos secundarios que tiene. Una barbaridad. Sin embargo, ya sabes por qué no te la has tomado hasta ahora. Como has decidido hacerlo, veamos qué tipo de ejercicio y qué dosis es mejor para ti. Como todo fármaco, las tiene.

A nivel general, hay dos tipos de ejercicio: fuerza y cardiovascular (cardio), ambos saludables y que aportan beneficios. La diferencia está en su especificidad. El ejercicio de fuerza suele tener más beneficios a nivel osteomuscular y, el cardiovascular, sobre el corazón y los vasos sanguíneos. En las rutinas que voy a presentarte, afectan de forma positiva a los dos sistemas. Veamos cómo practicar cada uno:

- **Ejercicio de fuerza.** No se trata de machacarse en el gimnasio ni de levantar mil kilos. Tampoco te pondrás como un tío si lo haces. No tiene nada que ver. Son ejercicios que trabajan la masa muscular de forma muy progresiva y lógica. Se pueden practicar con pesas, con una banda de resistencia y con el peso corporal. El material es mínimo: depende más de tu predisposición que de tu equipación. A partir de ahí, podemos diseñar rutinas que trabajen más las piernas, los brazos, los pectorales, la espalda, los glúteos... ¡Hay todo un arsenal de ejercicios! A continuación veremos ejemplos de rutinas que estoy seguro de que podrás hacer en casa.
- **Ejercicio cardiovascular.** Este suelo dejarlo en segundo plano para personas con obesidad, pues dependerá del nivel de forma física de partida (remito al capítulo anterior). Si tiene una buena capacidad para tolerar los esfuerzos cardiovasculares, se puede pautar una rutina de cardio básica. Si no puede ser porque tiene una baja tolerancia a ese tipo de esfuerzo, es mejor centrarse en la

fuerza y aumentar la actividad física. Sin embargo, si es capaz de hacer ejercicio cardiovascular, los beneficios serán mayores. Y no estoy hablando de correr maratones ni de invertir infinidad de horas en la elíptica. Hay ejercicios cardiovasculares un poco más intensos que aportan beneficios similares a los del cardio de toda la vida.

Ejemplos de rutina

Soy un firme defensor del ejercicio concurrente. Esta palabreja rara no significa más que combinar el cardio con la fuerza en una misma sesión. Según la evidencia científica, parece que es uno de los mejores protocolos de ejercicio, pues favorece la salud en poblaciones con sobrepeso y obesidad.[2] Nos ayuda a hacer más en menos tiempo, ideal para personas que no van sobradas. ¿Qué pensarías si te dijera que puedes conseguir resultados invirtiendo solo noventa minutos en toda la semana?

Una forma sencilla de aplicar estos entrenamientos es en formato circuito, en el que se va saltando de un ejercicio a otro. De esta forma no solo trabajas varios aspectos del físico, sino que también se favorece la motivación y la adherencia. Siempre digo lo mismo: lo que a mí me aporta satisfacción profesional no es que pierdas peso rápido, sino que diez años después mantengas lo perdido. Y para eso es necesario un cambio de hábitos (y, por lo tanto, de mentalidad) permanente.

Pongamos tres circuitos como ejemplo y así tendrás para entrenar tres veces cada semana. Te prometo que, si te comprometes a hacer esto (y solo esto), en noventa días notarás grandes cambios en tu salud. No te preocupes, no es imposible. Voy a asumir que tu nivel de partida no es el más alto. El objetivo es desmitificar el ejercicio y hacerlo accesible para todo el mundo. ¡Vamos, pruébalo y me cuentas ☺!

Circuito A

Ejercicio	Cómo hacerlo	Series	Repeticiones
Sentadillas con silla	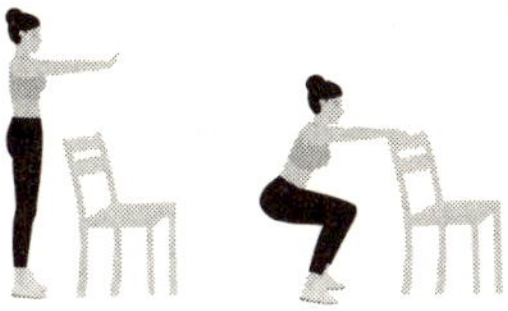	4	8
Jumping jacks	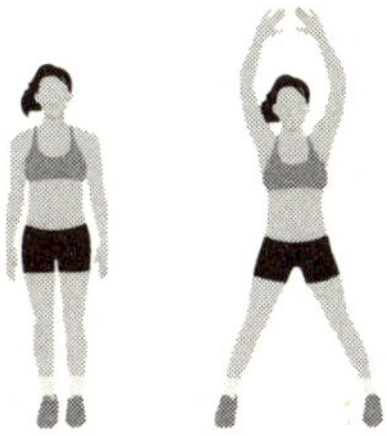	4	1 minuto
Remos con banda elástica	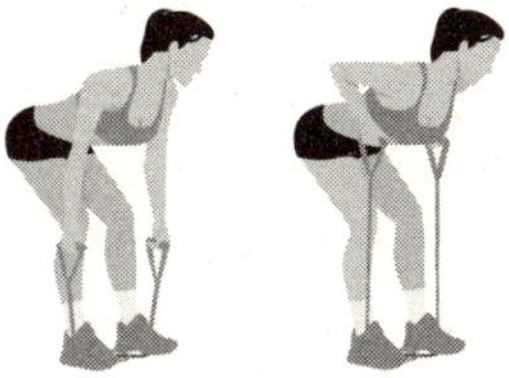	4	8
Mountain climbers	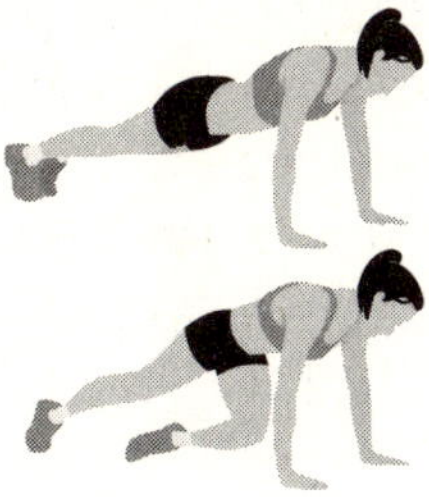	4	1 minuto

Circuito B

Ejercicio	Cómo hacerlo	Series	Repeticiones
Peso muerto con banda elástica	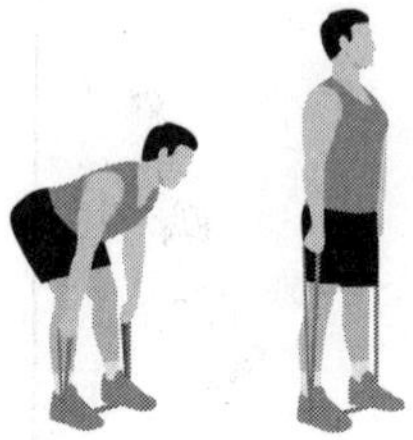	4	8
Rodillas arriba	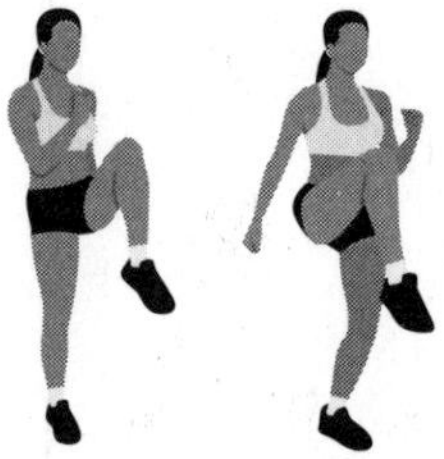	4	1 minuto
Presses de hombro	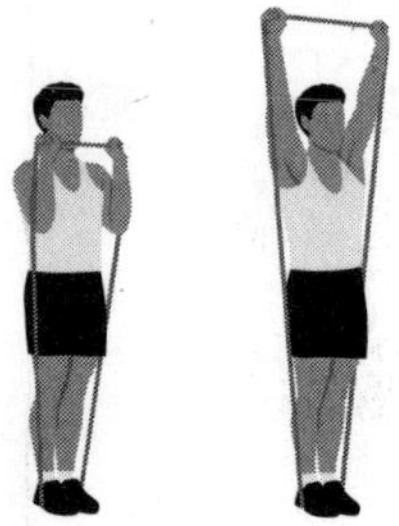	4	8
Salto a la comba	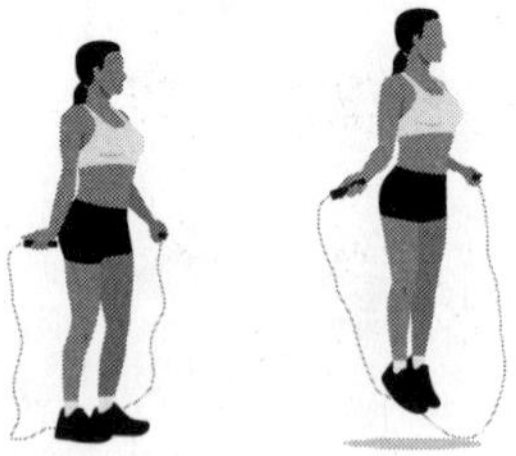	4	1 minuto

Circuito C

Ejercicio	Cómo hacerlo	Series	Repeticiones
Flexiones en la pared	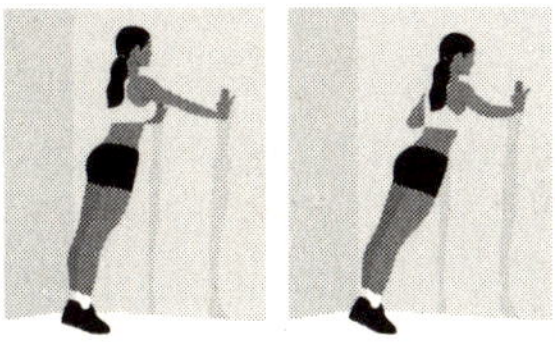	4	8
Boxeo	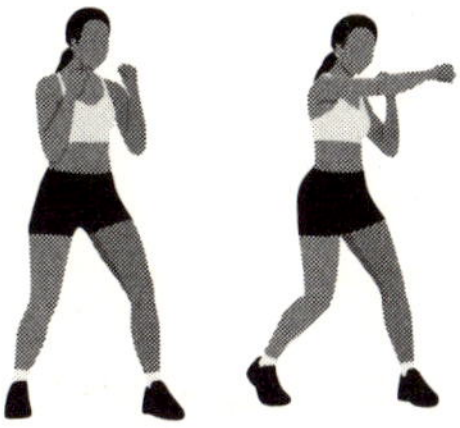	4	1 minuto
Curl de bíceps	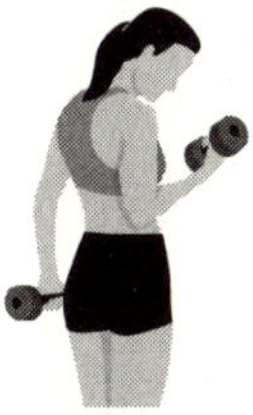	4	8
Plancha abdominal	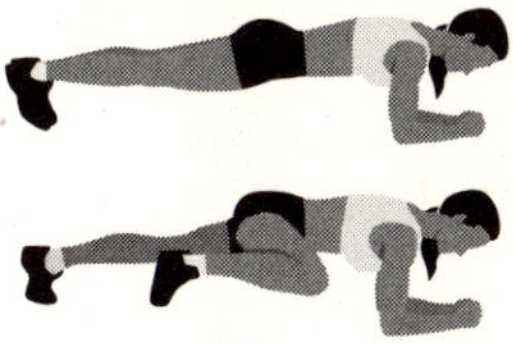	4	1 minuto

Hay algunos aspectos que debes tener en cuenta:

- Comienza con un calentamiento y unos ejercicios de movilidad suaves. Déjate asesorar por un profesional.
- Ve pasando de un ejercicio al siguiente hasta completar una vuelta al circuito. Lo ideal es que empieces por tres o cuatro vueltas, según tus fuerzas.
- Es mejor que comiences por algo que te resulte sencillo y puedas hacerlo que por algo muy fuerte que no continúes. Mejor hecho que perfecto, recuérdalo.
- Lo ideal es que, en una escala del uno al diez, la realización global del circuito te cueste aproximadamente un siete. Lo importante es que notes que haces esfuerzo. Recuerda, como dice el Mago More, «Mejor hacer una mierda de hábito que no hacerlo».
- Todo esto son ejemplos. Si no puedes hacer un ejercicio, no te preocupes, pasa al siguiente. No te bloquees si hay algo que te resulte imposible, céntrate en lo que esté en tu mano y olvídate del resto.
- A medida que avances, busca aumentar tanto el número de series (vueltas al circuito) como el de repeticiones. Será una señal de progreso.
- En el caso del cardio, una señal de progreso será que seas capaz de realizar más repeticiones a lo largo de un minuto, así como también alargar esa ventana temporal a dos, tres o incluso cuatro minutos. Date tiempo y verás de lo que eres capaz.

ACTIVIDAD FÍSICA: CUANTA MÁS, MEJOR

Aquí no hay discusión. Es un imperativo. Moverse no es opcional, y cuanto más lo hagas, mejor. No existe adelgazamiento posible a largo plazo sin movimiento. Punto. A corto plazo, retirando comida, conseguirás perder peso, pero a meses y años vista no podrás mantenerlo si no aumentas tu nivel de actividad física.

Estamos hechos para movernos mucho, no para estar sentados en una silla o en un sofá todo el día. El sedentarismo es uno de los mayores factores de riesgo para padecer obesidad y cualquier enfermedad crónica. Para salir de él, lo primero es ser consciente de que eres sedentaria. La forma más sencilla de saberlo es tener un contador de pasos, ya sea en el móvil o en una pulsera, como veremos más adelante. Para mí, estos dispositivos son básicos. Todo está tan a mano que necesitamos algo que nos recuerde que nos movemos menos que el palo de la escoba.

Diría que eres sedentaria si das menos de unos cuatro mil pasos al día. Eso significa que te mueves menos de treinta minutos (más o menos). Sabemos que, según las recomendaciones de la Organización Mundial de la Salud, movernos ciento cincuenta minutos cada semana ofrece beneficios relevantes para la salud.[3] Eso supone unos veinte o veinticinco minutos al día de caminata o de cualquier movimiento. Pues la mayoría de la población no alcanza ni siquiera este mínimo. Pero ojo, es un mínimo, tampoco te vayas a creer que por andar veinte minutos al día eres un atleta de élite. Ni mucho menos.

Desde mi punto de vista, los veinticinco minutos al día de actividad física deberían ser más. No me gusta medir la actividad de la persona por horas, sino por pasos diarios, ya que esto aporta veracidad e informa sobre la velocidad de la marcha. Si recuerdas, este último era un parámetro importante de cara a estimar nuestro riesgo de mortalidad. No es lo mismo andar una hora a paso de vaca que hacerlo a buen ritmo. La cosa cambia mucho. Por eso prefiero medir los pasos, resulta más objetivo.

Entre las personas a las que ayudo a perder peso en mi programa, no falla. A más pasos, más peso pierden. Esto es así porque, como te he repetido innumerables veces a lo largo del libro, es más sostenible a largo plazo moverte más que comer menos. Si tu estrategia es retirar la comida, nunca le ganarás la partida al hambre. Además, no es adaptativo a nivel evolutivo. Tarde o temprano querrás comer. Sin embargo, si tu estrategia se basa principalmente en el aumento de la actividad física, siempre saldrás ganando. Tu cuerpo SÍ está hecho para moverse y NO para comer poco. Fin.

Es muchísimo mejor que comas sano y de forma saciante, y que mantengas un déficit calórico moderado. Y mejor aún que no se cree por dejar de comer, sino por aumentar el movimiento diario. ¡Es la clave! Al final, solo tienes esas dos opciones. Y elegimos la primera porque parece lo más cómodo: «Dejo de comer y ya está. No tengo que cambiar horarios ni rutinas, aguantar conversaciones incómodas o negociar con nadie. Solo cierro el pico unos días y kilos fuera». No funciona así. Lo habrás comprobado muchísimas veces.

Recomendación práctica: Si no tienes un podómetro en el móvil, instálalo. Hay miles, y todos gratuitos. No tienes excusa. Abre tu perfil de usuario y empieza a registrar cuántos pasos das al día. No te preocupes, no lo tienes que hacer tú. Lo hace el teléfono. Solo tienes que fijarte a diario en cuántos das. Sabes que lo ideal son más de diez mil al día, pero quizá no puedas o no te veas capaz. No pasa nada. Te recomiendo que midas tus pasos durante una semana para que saques una media diaria. Cuando la tengas, auméntala solo un 10 %. Por ejemplo, si de media caminas cinco mil pasos diarios, tu meta será subir a cinco mil quinientos la próxima semana. Cuando lo hagas y lo sostengas, sube otro 10 % y así sucesivamente. Que no te pueda el ansia viva de hacerlo todo perfecto a la primera (nunca funciona).

15

Manejo del estrés, el sueño y el apetito

Muy pocos saben que no dormir o tener una mala calidad de sueño puede llevar a ganar peso. A nivel intuitivo, somos conscientes de que un buen descanso nocturno es importante para tener salud, pero desconocemos hasta qué punto está vinculado con el control del peso. El sueño no solo sirve para descansar y recuperarnos, también es un poderoso regulador del apetito. El hambre se regula en el cerebro.[1]

En el hipotálamo hay neuronas que regulan la saciedad, nos informan de nuestro estado de energía y, por lo tanto, ponen en marcha una respuesta de apetencia por la comida. El descanso, entre sus múltiples beneficios, ayuda a controlar esa activación neuronal. Existen dos hormonas fundamentales, entre otras, que ayudan a regular el apetito: la grelina y la leptina. Veámoslas.

- **Grelina.** Se produce en el estómago. Cuando aumenta en sangre, estimula el hambre en el cerebro a corto plazo y nos incita a comer; sin embargo, a los veinte o treinta minutos, baja con rapidez y la sensación de hambre se atenúa. ¿Quién no ha tenido un pico de hambre voraz y, al no poder acceder a comida, se le ha pasado? Pues así funciona esta hormona.

- **Leptina.** Se produce en el tejido graso. Cuando comemos, los depósitos de glucosa y grasa se llenan, y el tejido adiposo envía señales hormonales al cerebro para avisarle de que ya está lo bastante lleno. Y lo hace gracias a esta mensajera, también llamada «hormona de la saciedad».

Tan importante es el cerebro a la hora de regular el hambre que las inyecciones para adelgazar (los análogos del receptor de GLP-1) actúan a este nivel. Sabemos que, en la obesidad, estos circuitos neuronales pueden estar desregulados, y quizá exista una peor percepción de la saciedad. Es decir, es posible que la persona coma más calorías sin darse cuenta. Entre otras cuestiones, aquí juega un papel importante la resistencia a la leptina.[2] Ya hemos visto lo que es la resistencia a la insulina, pues en este caso es lo mismo: producir una hormona y que no tenga suficiente efecto en el órgano diana, en este caso el cerebro.

Como seguro que sabes, la insulina también favorece la saciedad (no engorda, como muchos piensan). Cuando hay resistencia, se produce menor saciedad. Si sumamos este cúmulo hormonal, podríamos pensar que la persona con obesidad está condenada a engordar siempre. Total, es por las hormonas, ¿no? Pues no. Siempre podemos mejorar, y una de las intervenciones más efectivas para devolver al cerebro la capacidad de saciarse es mejorar el descanso nocturno.

Si te tomas en serio todo lo que has aprendido hasta ahora y mejoras tu alimentación (la haces más rica en nutrientes y más saciante), aprendes a llevar una rutina semanal de ejercicio y aplicas el movimiento diario, te prometo que dormir te resultará mucho más sencillo. De hecho, piensa en la palabra «descanso»: des + canso. El sueño, simplificando, es la actividad que hacemos para quitarnos el cansancio. Pero, para eliminarlo, primero hay que cansarse. ¿Y cómo lo hacemos? Con el ejercicio y la actividad física, fundamentalmente. Por eso una buena noche de sueño se gesta durante el día, no solo de noche.

Todo lo que hemos visto en los dos capítulos anteriores nos servirá para dormir mejor, por supuesto. El orden indicado no es por casualidad ☺. Además, existen otros hábitos que podemos aplicar para mejorar el descanso. Antes de entrar en el paso a paso, te recomiendo que, si eres una persona roncadora y tienes algunos de los síntomas que voy a describir, te hagas un estudio del sueño mediante una poligrafía, una prueba sencilla que suelen realizar los neumólogos para descartar la apnea del sueño. Presta atención si tu ronquido nocturno se acompaña de:

- Somnolencia diurna: te quedas dormido en el sitio menos pensado. Es muy relevante si eres conductor profesional, como camionero, taxista…
- Cefalea (dolor de cabeza) opresiva al levantarte.
- Hipertensión arterial que no se controla con varios fármacos.
- Sensación de sueño no reparador.
- Dificultad para concentrarte y prestar atención.
- Alteración de la memoria a corto plazo.
- Sequedad bucal o dolor de garganta al despertar.
- En especial, pausas de apnea observadas por otros (quizá no te des cuenta).

Si te realizas el estudio y se confirma la apnea del sueño, lo mejor es que inicies el tratamiento que te proponga el neumólogo, por lo general, CPAP y pérdida de peso, ambas fundamentales. De hecho, si adelgazas de forma efectiva y las condiciones lo permiten, en un tiempo podrás prescindir de la CPAP. Una vez descartada esta patología, podemos comenzar a explorar hábitos más concretos y cotidianos. Los estudiaremos en orden, desde que te levantas hasta que te acuestas.

Paso 1. Exponte a la luz natural al despertarte

La luz solar es uno de los principales reguladores de nuestros biorritmos. Cuando sale el sol, su luz es capaz de activar el organismo mejor que un café doble, ya que viaja por la retina hasta el nervio óptico y de ahí llega al hipotálamo. ¿Lo recuerdas? También regula la temperatura del cuerpo. En la menopausia, con la reducción de los estrógenos, aparecen los sofocos. Parece mentira que algo tan pequeño gestione algo tan grande…

Cuando la luz llega al hipotálamo, el cerebro recibe la información de que es de día y nos ordena que nos levantemos. El cortisol genera su mayor pico y nos ponemos en marcha. Tenemos que salir a cazar mamuts, o así lo interpreta nuestra biología. Hoy vivimos en cubículos a los que difícilmente llega la luz solar y pasamos mucho tiempo en espacios cerrados, lo que provoca en la población un déficit generalizado de vitamina D, con lo que eso conlleva.

Si tenemos estos ritmos circadianos bien ajustados, nos sucede algo muy curioso: somos capaces de acostarnos y levantarnos a horas parecidas sin tener que utilizar alarmas, uno de los principales estresores del mundo moderno. No vivimos en una sociedad que quiera que durmamos. Falta luz natural y sobra luz artificial a todas horas, en especial de noche, como luego veremos.

Paso 2. Muévete y haz ejercicio a lo largo del día

Si la luz natural es el principal centro de control de los biorritmos, la actividad física y el ejercicio no se quedan atrás. Recuerda, si te cansas, descansas. Pasarse el día sentado sin gastar un ápice de energía es la receta perfecta para el insomnio, el sobrepeso y la apnea del sueño. Y si puedes combinar la primera recomendación con esta, mejor que mejor.

Paso 3. Elige bien tus batallas

La vida de un ser humano promedio es desafiante: vivimos rodeados de estresores que nos roban atención y energía. Por eso te invito a que te conviertas en gestora de tu tiempo (y, por lo tanto, de tu vida) y que elijas bien tus batallas, las que tiene sentido librar. Huye de los ladrones energéticos. Soy partidario de seguir la propuesta del empresario Tim Ferriss, la dieta informativa:

- A dieta de telediarios (y de la televisión en general).
- A dieta de cotilleos.
- A dieta de llamadas telefónicas insulsas.
- A dieta de quedadas por compromiso.
- A dieta de peleas por tonterías.
- A dieta de conversaciones de besugos.
- A dieta de discusiones de cuñaos por ver quién tiene razón.
- A dieta de reuniones sin sentido.
- A dieta de WhatsApp a todas horas.
- A dieta de *scroll* en Instagram o TikTok.
- A dieta de entretenimiento barato.
- A dieta de series de Netflix, Disney, MAX u Amazon Prime.
- A dieta de ver películas por real decreto cada noche.

Podría añadir más cosas, pero creo que me entiendes. Eso no quiere decir que de vez en cuando no vea un partido de fútbol o me entretenga mirando algún vídeo interesante. Claro que lo hago. De hecho, considero que una dosis de entretenimiento controlado es saludable. Pero hay que tener cuidado con la distracción y aprender a poner límites al uso de la tecnología. Te lo digo por experiencia, que trabajo a diario con ella. Puede ser un amigo formidable o un enemigo implacable, de esos que te la clavan por detrás.

Me gusta practicar lo que llamo «ayuno intermitente tecnológico». Como sabes, el ayuno intermitente alimentario restringe la ventana de alimentación a una franja del día concreta. Puede ser de ocho, diez o doce horas, según el caso. Pero lo importante no es eso, sino marcar un límite. El que tú decidas, pero pon uno. En general, por mi trabajo, intento hacer las llamadas «tareas de foco» más creativas y demandantes al inicio del día, ya sea estudiar, escribir, leer o preparar contenido. Es cuando estoy más despejado y soy más productivo. Avanzo más rápido y me encuentro en *flow*.

Luego suelo entrenar. Me gusta hacerlo por la mañana, ya que, como sabemos, la activación que produce el ejercicio es mejor realizarla en un periodo lo más alejado posible de las horas de sueño, tanto del amanecer como del momento de acostarse. En mi caso, tengo un cronotipo más tirando a vespertino, lo que quiere decir que mi pico de energía física se encuentra hacia las doce de la mañana o una del mediodía. No consulto las redes sociales ni los mensajes antes de hacer las tareas de foco, ya que quiero preservar la energía y reducir el estrés. Suelo dedicar las tardes a las tareas menos demandantes, como reuniones, consultas de los pacientes o grabación de vídeos, según corresponda.

Después de haberte contado mi rutina, quiero hacerte una recomendación: inspírate, pero no copies. Cíñete a los principios fundamentales: hacer lo importante y demandante al principio y lo menos relevante al final. Esto es lo que debes aplicar, no seguir mi rutina. No existen dos personas a las que les funcione la misma.

Una recomendación que puedo ofrecerte (y que funciona muy bien) es el trabajo por bloques. Ayuda muchísimo a reducir el estrés y favorece los periodos de concentración prolongados. La clave consiste en agrupar tareas con carga cognitiva similar.

Por ejemplo, si vas a responder wasaps, correos o mensajes de cualquier tipo, lo mejor es que establezcas un momento del día en el que lo hagas de un tirón. Si por ejemplo quieres mejorar tu alimentación y perder menos tiempo en la cocina, en lugar de cocinar cada día es mejor que en un mismo día dejes varios platos preparados y metidos en la nevera. A este hábito se le llama «*batch cooking*» y ahorra muchísimo tiempo que luego puedes invertir en lo que te dé la gana.

Muchas veces, el estrés del día a día viene justo por no tener controlados estos detallitos sin importancia, esas cosas que parecen inofensivas pero nos succionan la existencia cual dementor y tiran las horas por el desagüe. Ya está bien, ha llegado el momento de decir basta: lleva una agenda, organízate, audita tus días para saber en qué gastas el tejido de tu vida, el tiempo. De esta forma, volverás a ser su dueña y lo gestionarás de una manera más sabia.

Imagínate cómo serían tus días si dejas de ir con la lengua fuera, de estar con el agua al cuello, siempre al filo de la navaja. Cómo te sentirías si llega el final del día y has puesto en práctica tus buenos hábitos, has sido feliz y te vas tranquila a la cama, sabiendo que has hecho todo lo que estaba en tu mano. Por tu bien y por el de tu familia. Has cumplido con tu palabra. Te has respetado. No has procrastinado. Has priorizado lo importante. De repente, ves brotar una autoestima que antes no tenías. Empiezas a quererte y, cuando pasa un tiempo, dices eso de «Mi vida ha cambiado radicalmente».

No, la verdad es que tu vida no ha cambiado radicalmente. No has hecho nada extraordinario. Solo has averiguado por dónde se te escapan el tiempo y la energía, y has decidido cerrar el grifo. Has tomado la determinación de hacer primero lo importante y, si te sobra tiempo y has cumplido con lo que toca, te das el premio al final. Eso te ayuda a mantener la adherencia y la constancia a largo plazo. Es como el heladito que te tomas de vez en cuando y te recuerda lo bien que sabe la vida.

PASO 4. ALEJA LAS PANTALLAS ANTES DE DORMIR

Si has seguido los pasos anteriores, espero que estés lista para dormir como un lirón. Sin embargo, todavía queda algo importante relacionado con la tecnología. Esta no solo nos mantiene atrapados durante el día en actividades de escaso valor como chatear o ver memes, también nos acecha de noche. Si lo más recomendable es empezar el día con luz natural, por la noche el cuerpo nos pide justo lo contrario: oscuridad.

Por lo tanto, la recomendación más práctica y asequible es dejar el móvil o el portátil al menos una hora antes de irte a la cama. Idealmente antes, pero sé que no vivimos en el mundo ideal. Si no puedes una hora, al menos intenta media. La luz azul que emiten las pantallas bloquean el sueño y reducen la secreción de melatonina, la hormona que induce el descanso. Por eso, si vas a ver una serie, intenta que no sea más tarde de las diez de la noche para respetar tus ritmos circadianos.

Otra recomendación práctica es que avises a tus contactos de que, a partir de una hora determinada, no contestarás por chat, que solo cogerás las llamadas urgentes. Por supuesto, no mires las redes sociales ni revises el correo electrónico a partir de cierta hora. Cuando te marcas estos límites, pocas cosas son en realidad una emergencia. Ganarás tiempo de vida, salud y energía si dedicas el tiempo a cosas más importantes. En mi caso, intento ir un paso más allá y dormir sin tecnología en la habitación. No por nada, sino porque, si la mantengo alejada de mi vista, evito que al día siguiente lo primero que haga al despertar sea mirar las notificaciones del teléfono. Prueba este nuevo ayuno intermitente tecnológico y tu vida te lo agradecerá.

PASO 5. CREA UNA RUTINA PRESUEÑO A TU MEDIDA

Ha llegado la hora de la verdad. Hasta ahora hemos ido viendo acciones que podemos implementar desde que nos levantamos, pero toca poner la guinda al pastel con todo lo que podemos hacer antes de irnos a dormir. Puede funcionar por sí solo, pero será menos efectivo que si aplicas los cuatro pasos anteriores. Te prometo que siguen un orden por un motivo. Mantente en el camino trazado y no te desvíes ni quieras tomar atajos, que no funciona.

En este paso considero que hay mil cosas que se pueden hacer, así que te animo a que pruebes de una en una. Si se adapta a ti, genial. Si no, no pasa nada, otro hábito lo hará. Puedes hacer una o varias. La idea es adoptar acciones que te relajen y te pongan la cabeza en modo descanso para que dormirse sea lo natural. Te muestro hábitos que a mí y a muchas personas nos han funcionado:

- Leer un libro.
- Escribir cinco minutos en un diario lo que te ha pasado ese día y cómo has reaccionado. Reflexionar sobre lo que podrías hacer mejor la próxima vez.
- Meditar cinco o diez minutos. No es nada esotérico ni va de tratar de poner la mente en blanco, como muchos sugieren. No va de eso. Se trata de enfocarte en tu respiración. Cuando venga algún pensamiento, por lo general del tipo «Tengo que hacer no sé qué», déjalo pasar. No te aferres a él. Vuelve a tu respiración. Hazlo todas las veces que sea necesario. Poco a poco, el intervalo entre un pensamiento y otro será cada vez más grande. Así aumentará tu relajación y reducirás el estrés.
- Salir a dar un paseo, mejor por la naturaleza.
- Darse una ducha de agua templada o caliente.

- Enfriar la habitación, en especial en verano.
- Practicar sexo.
- Conversar profundamente con tu pareja, si la tienes.

En fin, hay múltiples cosas que puedes hacer a lo largo de todo el día para estar mejor, potenciar tu salud y llegar a la noche en condiciones para descansar bien. Si haces todo esto, es muy probable que no necesites ansiolíticos o hipnóticos. Si los necesitas, puede que tardes poco en dejarlos o tomes menos dosis. El insomnio es un problemazo de nuestra sociedad, y tenemos que ir a por él con todas. Volver a disfrutar de un sueño profundo es uno de los mayores regalos que te puedes hacer, mucho más que perder peso (que también te ayudará).

16

Terapia hormonal y no hormonal de la menopausia: cuándo, cómo y para quién

Como hemos visto en capítulos anteriores, la THM suele estar mal vista, y no solo por las mujeres promedio, que piensan que provoca cáncer, sino también por muchos profesionales de la medicina. Ya te he contado lo que sucedió con el estudio WHI, que lo desencadenó todo, por lo que no volveré a entrar en ello. A estas alturas, ya sabes que la terapia no engorda ni provoca cáncer o infartos. Siempre que la mujer esté bien seleccionada, estudiada e historiada a nivel clínico, los beneficios superan los riesgos.

Este capítulo será más práctico. Cortito y al pie, voy a responder a todas estas preguntas: ¿cuándo hay que dar la terapia? ¿Cómo se hace? ¿En qué dosis? ¿Cuáles son los preparados? ¿Para qué tipo de paciente está indicada? ¿A quién no se le puede administrar? ¿Durante cuánto tiempo? Si no se puede administrar, ¿qué alternativa se puede ofrecer? Vamos a resolver todas las dudas al respecto.

¿Cuándo plantearse utilizar la terapia hormonal de la menopausia?

Lo primero que hay que dejar claro es que la menopausia no es una enfermedad. No hay obligación de tratarla salvo que los síntomas derivados de esta sean molestos. Cuando una mujer refiere que tiene sofocos, problemas para conciliar el sueño, malestar general o los síntomas de la menopausia afectan de forma significativa a su calidad de vida, la THM debería estar encima de la mesa. Es el tratamiento adecuado para el alivio de los síntomas de la menopausia.

Puedes saber si afecta a tu calidad de vida respondiendo a un cuestionario validado por la AEEM. Te invito a que te descargues la app Mi menopausia, donde encontrarás una lista elaborada por el doctor Santiago Palacios y sus colaboradores en la que podrás puntuar cómo te afectan los síntomas en el día a día. De ese modo, podrás hacerte una valoración más objetiva.

El mensaje está claro: si tienes síntomas, no tienes por qué aguantarte. Sería como decir que, si te duele dar a luz, te fastidias, no hay anestesia epidural. No funciona así. Por otro lado, si no tienes síntomas, te parecen muy llevaderos o no quieres ponerte la terapia porque no confías en ella, no pasa nada. No es obligatoria ni tienes que administrarte algo de lo que no te fías.

En general, cuando hablamos de pautar un tratamiento con THM, nos referimos, sobre todo, a estrógenos y progesterona. En principio, al iniciarlo siempre hay que pautar los dos, excepto si la mujer ha sido intervenida de histerectomía (extirpación quirúrgica del útero). En ese caso, el tratamiento solo se realizaría con estrógeno.

Edad de inicio de la terapia: la ventana de oportunidad

Una de las primeras dudas que tienen las mujeres respecto a la THM es cuándo deberían administrársela, si pueden. Gracias a los estudios KEEPS[1] y ELITE,[2] sabemos que existe una ventana de oportunidad de diez años desde el inicio de la menopausia. Si hay síntomas, el tratamiento podría empezar en la perimenopausia. Durante este periodo, también se dan cambios en la mujer, y pueden sentir sofocos o alteraciones del sueño. La THM también tiene un papel aquí. Es decir, si tuviste la menopausia a los cuarenta y nueve, podríamos iniciar la terapia, como máximo, a los cincuenta y nueve. Diez años de periodo ventana. Y lo mejor en este caso es dar la terapia lo más cerca posible al momento de la menopausia. Cuanto antes, mejor.

Por otra parte, la THM no suele iniciarse después de los sesenta años. Una vez se empieza, suele estar pensada para mantenerse unos cinco años, pero no son matemáticas exactas. Si la mujer está bien y las revisiones ginecológicas lo permiten, la terapia podría continuar.

TIPOS DE PREPARADO: TRANSDÉRMICO VS. TRANSVAGINAL VS. ORAL

En la época del WHI, hace ya más de veinte años, no se administraban ni las dosis ni los tipos de fármaco que existen ahora. Muchas mujeres recibieron estrógenos equinos conjugados y acetato de medroxiprogesterona, casi todos por vía oral, lo que hoy sabemos que no es la mejor ruta de administración, en especial si hay diabetes y obesidad.[3]

Las **vías transdérmicas o transvaginales** quizá sean las mejores: se evitaría el primer paso por el hígado, que activaría la producción de factores de coagulación y aumentaría el riesgo de trombosis. Por eso, la THM está contraindicada en mujeres que han tenido un evento trombótico o presentan trombofilia (riesgo de trombosarse), como un factor V Leyden o un síndrome antifosfolípido, por ejemplo.

En el caso de mujeres sanas, sin patologías ni factores de riesgo trombótico o cardiovascular, la **vía oral** puede ser muy cómoda para la administración diaria. En el caso de mujeres con factores de riesgo cardiovascular como la diabetes o la obesidad, es mejor la vía transdérmica para evitar ese riesgo. También existe la posibilidad de administrar un fármaco por vía transdérmica y otro por vía vaginal u oral. Según la paciente, será mejor una vía u otra.

Hay otra vía de administración a través de pellets, pero no es muy utilizada y en la actualidad no está respaldada por las sociedades científicas. Los pellets se injertan bajo la piel mediante cirugía menor y se mantienen ahí entre tres y seis meses liberando hormonas. Lo malo es que, si el tratamiento no funciona, no se puede retirar, por lo que puede presentar más inconvenientes que ventajas.

TIPOS DE FÁRMACO: HORMONAS BIOIDÉNTICAS VS. SINTÉTICAS

Como hemos visto, vivimos en la era de la medicina de precisión. Eso significa que es cada vez más personalizada y que se están desarrollando fármacos más similares a las moléculas del cuerpo. Es el caso de las hormonas **bioidénticas**, prácticamente iguales a las que producen los ovarios. En este caso serían el 17-beta-estradiol y la progesterona natural micronizada.

Si lo recuerdas, en el WHI se administraron hormonas sintéticas, en concreto estrógenos equinos conjugados y acetato de medroxiprogesterona. Este último fue el que se asoció al cáncer de mama, no los estrógenos, por cierto. La progesterona natural micronizada no ha mostrado este riesgo en los estudios disponibles.[4] Eso no significa que haya que tener quimiofobia hacia todos los fármacos por el mero hecho de ser sintéticos, sino que podemos reproducir nuestras hormonas con mayor precisión. Muchas farmacias elaboran la THM mediante fórmulas magistrales para la administración transdérmica.

En la actualidad, las fórmulas magistrales con hormonas bioidénticas no están aprobadas por la AEEM ni por otras sociedades científicas. Se recomienda la prescripción de fármacos registrados y autorizados por la Agencia Europea de Medicamentos y Productos Sanitarios (AEMPS).

En caso de duda, consulta a tu médico para que te dé más

información y, por supuesto, evita la automedicación (especialmente en tratamientos hormonales).

Dosis: ¿qué cantidad debo administrar?

Las dosis también son muy importantes. En la actualidad se prefieren las bajas a las altas, pues parece que se maximizan los beneficios y se reducen los efectos adversos. Como todo fármaco, las hormonas tienen potenciales efectos secundarios que veremos en el próximo apartado. Sin embargo, debemos poner las cosas en contexto. Hasta el ibuprofeno que te tomas sin darle importancia puede causar enfermedad renal crónica y úlceras gástricas si lo tomas sin control. Por lo tanto, debemos partir de la base de que, en medicina, el riesgo cero no existe. Lo que sí debemos buscar es que los beneficios compensen los riesgos, ahí está la clave.

Todo indica que tomar dosis de THM más comedidas, como 1-2 mg de estradiol y 100 mg diarios de progesterona natural micronizada, es una opción muy válida. Otra posibilidad podría ser 200 mg de progesterona natural los últimos catorce días del mes para reproducir un ciclo menstrual, el cual ya no existe en la menopausia. En caso de que no haya un control de los síntomas, se podrían aumentar las dosis o cambiar el tipo de preparado o la vía de administración.

¿Se puede añadir testosterona a la terapia? «A ver si me voy a poner como un tío...»

Las mujeres también producen testosterona, aunque en una cantidad muy inferior al hombre. Se genera principalmente en el ovario y la glándula suprarrenal. En ellas juega un papel importante, ya que mantiene la libido a nivel sexual. Por eso, cuando existe baja libido, se puede añadir a la THM una dosis muy pequeña de testosterona. Tranquila, no te vas a poner como un tío.

Se trata de reproducir lo que ya tienes naturalmente. Aunque a veces las mujeres tienen más testosterona de lo normal, como el caso del ovario poliquístico, no se ponen como tíos.

Perfil de la paciente

Este es quizá el apartado más importante: ¿quién sí y quién no? Veamos primero a qué mujeres no debería ofrecerse la THM:

- Antecedentes de cáncer de mama u otro cáncer hormonodependiente (ovario o endometrio). Antes de empezar la terapia, siempre es necesario realizar una mamografía para descartar lesiones en las mamas.
- Antecedentes de trombosis venosa profunda o tromboembolismo pulmonar. Tampoco si tienen trombofilia (no han tenido evento, pero sí alto riesgo de padecerlo).
- Antecedentes de enfermedad cardiovascular establecida: infarto de miocardio, ictus, insuficiencia cardiaca avanzada...
- Enfermedad hepática.
- Sangrado vaginal no diagnosticado o estudiado. Antes de iniciar la terapia, un ginecólogo debe valorar que el útero y los ovarios estén bien con una ecografía.
- Migrañas con aura.
- Mayores de sesenta años o que llevan diez años o más con la menopausia.

Para más información sobre el tema, la AEEM ha elaborado un «Código semáforo» que puede consultar cualquier médico, en el que se ve, enfermedad por enfermedad, si la THM está o no indicada según el perfil de la paciente.[5]

Ahora que ya conoces los casos en que no se recomienda, veremos otros más dudosos a los que me he enfrentado. Si no eres candidata a este tratamiento, hay opciones no hormonales que pueden ser efectivas y aliviar bastantes síntomas.

Recuerdo el caso de María, que se inscribió en la Academia de Diabetes Online para perder peso y bajar sus niveles de glucosa. Además, tenía unos síntomas menopáusicos brutales, de modo que también se apuntó a mi programa «Menopausia en forma» para valorar la THM. En cuanto vi su historia clínica, tuve muchas dudas y consulté con varios especialistas para ver qué opinaban, ya que era un caso muy cogido con pinzas. No tenía contraindicaciones absolutas para el inicio de la terapia, pero era una bomba de relojería para la trombosis:

- Tenía sesenta años y llevaba ocho de evolución de la menopausia. Rozando el larguero.
- Tenía diabetes tipo 2 y obesidad de grado I. No presentaba unos valores muy altos de glucosa, pero utilizaba tres fármacos para controlar la diabetes.
- Además, era muy fumadora. La norma era un paquete de tabaco al día.

A pesar de no tener contraindicaciones absolutas, había varias relativas. Por eso al final decidí no administrarle la terapia y comenzamos un tratamiento con otros fármacos interesantes que te revelaré en el próximo apartado. Cuando le comenté que la THM no iba a ser posible en su caso porque era fumadora, al día siguiente empezó a tomar Todacitan© para dejar de fumar, una medicación cuyo principio activo es la citisina (cuando se administra por vía oral durante un mes seguido, bloquea los receptores de dopamina y reduce el deseo por el cigarrillo. Varios pacientes lo han usado y les ha ido bien. Si fumas y quieres dejarlo, consulta con tu médico). Lo que es la motivación... Cuando algo nos importa de verdad, somos capaces de dejar atrás vicios superarraigados.

La moraleja de la historia es que, cuanto más en forma llegues a la menopausia, mejor. Podrás ser candidata a la terapia, encontrarte bien y no tener que estar haciendo encaje de bolillos. Si eres una mujer sana, sin patologías ni factores de riesgo cardiovascular y no has tenido antecedentes personales de cáncer de mama (u otro hormonodependiente), podrás ser candidata a la terapia sin problemas. Las pruebas médicas importantes que habría que realizar antes son: analítica general, mamografía y exploración ginecológica. Si todo sale correcto, adelante.

SI NO SOY CANDIDATA A LA TERAPIA HORMONAL, ¿QUÉ PUEDO HACER?

Esta es una muy buena pregunta, ya que hay opciones no hormonales para tratar los síntomas. Si bien no tienen la misma eficacia que la THM, ofrecen buenos resultados. Veamos qué fármacos podemos usar según los síntomas:

- **Para los sofocos.** En general, vienen bien las isoflavonas de soja o el trébol rojo. Otra opción más novedosa es el fezolinetant (comercializado bajo el nombre de Veoza©), que actúa sobre el cerebro reduciendo la frecuencia y la intensidad de los síntomas vasomotores. En este caso, hay que tener en cuenta que uno de sus potenciales efectos secundarios es el aumento de las transaminasas, por lo que hay que vigilarlo en la analítica. Cuidado con las pacientes con enfermedades hepáticas, ya que podría estar contraindicado en esos casos.[6]
- **Para la sequedad.** Se pueden utilizar cremas de estriol vaginal. Es una opción hormonal que tiene una tasa de absorción sistémica muy baja, por no decir nula, el tratamiento de primera línea para tratar los síntomas de sequedad y dispareunia (dolor durante el coito).

- **Para el sistema osteomuscular.** Si hay osteoporosis, se puede tratar con calcio, vitamina D o bisfosfonatos, si es preciso. Pero lo principal será cambiar los hábitos y realizar ejercicio de fuerza (importante tanto si se administra THM como si no).

Para despedir este capítulo, en el que espero haber aclarado las dudas más importantes, me gustaría recordarte algo fundamental: las hormonas no son mágicas, no harán el trabajo por ti. Cuidarte es tu responsabilidad, las hormonas solo acompañarán lo que eres y expresas con tu estilo de vida. No delegues algo básico en un fármaco. Apóyate en ellos para optimizarte, no para que te reemplacen.

Llegamos al último capítulo del libro, en el que veremos algunos suplementos interesantes que podemos incorporar para sentirnos mejor.

17
Suplementación útil

Este capítulo es el último por un motivo: es el menos importante. Puedes dar por finalizada la lectura y pasar al anexo, en el que encontrarás poderosas historias de transformación. En serio, si no has aplicado todo lo que has visto hasta ahora, los suplementos no tendrán nada que aportarte, solo te perderás por el camino. No te interesa, te lo prometo. Sin embargo, a las mujeres que hayan asumido punto por punto todo lo que hemos visto, estos suplementos podrán serles de cierta utilidad (aunque sin fliparse). Veamos los más importantes, a mi juicio.

Proteína de suero (*whey protein*)

La considero un alimento. La proteína de suero procede de la leche, en concreto del cuajo que se utiliza para hacer el queso. Por lo tanto, no es mala, no inflama, no daña al hígado ni a los riñones, como nos han dicho infinidad de veces. Ha tenido mala fama por su consumo en el ámbito del culturismo y ha generado rechazo porque mucha gente ha considerado que los deportistas de fuerza estaban así por consumir suplementos de proteínas. Y no es por eso.

Los culturistas no naturales están como están no por suplementarse proteínas, sino por los esteroides anabolizantes derivados de la testosterona. Ahí está el *quid*. Esto último es un peligro y un riesgo evidente para la salud por múltiples razones que no voy a explicar. No confundamos esto con un inofensivo batido o yogur de proteínas. No son lo mismo, te lo puedo garantizar. Hay muchos estudios que incluso avalan su uso en pacientes con obesidad o diabetes tipo 2 por su potencial saciante.

Como sabes, aumentar la proteína en la alimentación es fundamental porque genera saciedad, y eso reduce el apetito y facilita el déficit calórico necesario para perder peso. Ahora bien, los suplementos de proteína ayudan siempre que se usen como complemento, no como sustitutivo, y solo si van acompañados de ejercicio de fuerza.[1] Cierta marca famosa de batidos que todos conocemos no te propone que complementes tu alimentación con un batido, sino que sustituyas las comidas. Recuerda que no debes dejar de comer, sino enriquecer tu dieta con proteínas.

De hecho, tampoco te servirá incorporar suplementos de proteína si el resto de tu alimentación es un desastre. Lo primero siempre es lo primero. Estos suplementos me gustan mucho para mezclarlos con el yogur y añadir un extra de proteína con buen sabor (mis favoritas saben a Conguitos). Una dosis diaria de 20-30 g (un cacito o un poco menos) es más que de sobra para la mayoría.

Creatina

A medida que pasan los años, este suplemento está adquiriendo más relevancia no solo en el mundo del *fitness*, sino también en la salud y el *antiaging*. La creatina no daña los riñones, como muchos piensan, ya que se almacena a nivel muscular como fosfocreatina. Guarda fósforo que luego donará al ADP (difosfato de adenosina) para formar trifosfato de adenosina (ATP). Y esta es la moneda energética celular con la que pagamos nuestras deudas de energía.

Si no hay ATP, no hay energía, ni movimiento, ni funciones vitales. Pero no podemos almacenarlo hasta el infinito, de ahí que surja la fosfocreatina para acumular más energía. Cuando aumentamos las reservas, crece nuestra capacidad de generar energía y movimiento. Por eso la utilizan los deportistas y funciona muy bien. Muchos estudios la respaldan como un enaltecedor del rendimiento deportivo.

Y ya no solo eso. También se está estudiando el potencial de este suplemento en pacientes con deterioro cognitivo y enfermedades metabólicas como la diabetes tipo 2 con resultados prometedores. Aunque, de nuevo, solo se producirán si se acompaña de ejercicio físico.[2] Como todo suplemento, no es la panacea, pero si se le administra a la persona adecuada, puede aportar beneficios con riesgos nulos. Una dosis de 5 g al día o 0,1 g por kilo corporal es más que suficiente para la mayoría.

Magnesio

Personalmente, es un suplemento que no me creía demasiado. Pensaba «Sí, tiene estudios, pero ¿son relevantes?». Un día me aventuré a probarlo por recomendación de mi mujer. A ella le había ido bien para unas molestias a nivel musculoesquelético derivadas del entrenamiento. Como en ese momento tenía más carga de trabajo y estaba más estresado de lo habitual, me dije: «Bueno, por probarlo no pierdo nada». Fue tomarlo y esa noche dormí como un bendito. Aun así, seguía sin creérmelo, por lo que al día siguiente volví a probarlo. Mismo resultado. Y así durante una semana entera. «¿Será verdad que funciona?», pensé.

El magnesio favorece la adaptación a periodos estresantes y el descanso nocturno. Y esto, por sí mismo, puede mejorar la resistencia a la insulina. Los estudios muestran bastante heterogeneidad, por lo que hay que ser cauto a la hora de llegar a conclusiones firmes.[3] Mi recomendación es que lo pruebes. Si no te funciona, déjalo; si te va bien, eso que te llevas.

Muchos pacientes con diabetes toman este suplemento, pero nunca he visto a ninguno (¡y mira que he visto!) que haya mejorado su glucosa por tomar magnesio. Al final es lo mismo de siempre, puede aportar beneficios a alguien que, de base, mantenga unos buenos hábitos. En caso contrario, un suplemento no arregla una vida desastrosa. El magnesio que tomo yo es el bisglicinato a dosis de 300 mg al día.

VITAMINA D

Tener y mantener unos correctos niveles de vitamina D es básico. La podemos medir en una analítica. Casi todas las enfermedades crónicas de componente inflamatorio reducen la vitamina D por múltiples vías, pero una de las más importantes es que se queda secuestrada en la grasa corporal. Esta vitamina es liposoluble, es decir, tiene afinidad por la grasa. Si hay un exceso, disminuye en la sangre y se queda en el tejido adiposo.

Por eso no es de extrañar que en la diabetes tipo 2 y la obesidad haya un déficit de vitamina D generalizado, así como en la población general. Estamos vampirizados por el poco sol que nos da. Mantener unos niveles mayores a 30 ng/ml es importante para la salud general: mejora el sistema inmunitario y podría controlar la inflamación, además de favorecer la salud ósea y el metabolismo del calcio. También parece que juega un papel importante en el mantenimiento de la masa muscular a través del receptor VDR.

Todavía hay muchas incógnitas en cuanto a su funcionamiento y al papel real en el organismo, pero sabemos que nos hace más bien que mal. Por eso, siempre que hay un déficit, recomiendo la suplementación con 25.000 o 50.000 unidades de colecalciferol mensuales o 266 µg de calcifediol cada dos semanas. Según la severidad del déficit, la pauta de reposición puede ser más o menos agresiva, siempre con cuidado de no padecer una posible sobredosificación.

Omega-3

Este suplemento va a rachas: unas veces se pone de moda y otras no. Ahora parece que se ha vuelto a hacer famoso. Últimamente, casi todos los pacientes que veo lo toman. Puede tener sentido en una población que no ingiera suficiente pescado azul (principal fuente de omega-3) o huevos, como puede ser el caso de los veganos, pero no en el resto de los casos. En nuestra sociedad occidental, con la gran cantidad de ultraprocesados que consumimos, hemos aumentado muchísimo la cantidad de omega-6 con respecto a la de omega-3.

Los ácidos grasos omega-6 son precursores de elementos de la inflamación, como las prostaglandinas y otros marcadores. Por su parte, el omega-3 hace la función opuesta, ayuda a reducirla, pero recordemos que lo que más la reduce son los hábitos, no los suplementos. Sin embargo, es más sencillo tomarnos la pastillita de omega-3 y pensar que con eso está todo arreglado. No es así. Por otra parte, en algunos pacientes puede usarse como tratamiento para los triglicéridos altos. Es recomendable siempre que se seleccione una buena marca.

Especias

Hay especias que pueden usarse al cocinar los alimentos para aportar no solo sabor, sino también propiedades beneficiosas para la salud. La mayoría de ellas proceden de su capacidad antiinflamatoria, como cúrcuma, jengibre, canela, ajo, nuez moscada, eneldo, tomillo, romero, etc. Pienso más en ellas como un aderezo para que los platos queden más ricos y sabrosos que como suplementos. También el cacao puro puede ser una opción interesante por los polifenoles que aporta.

Bebidas

Hay bebidas que pueden ser buenas a modo de suplemento y optimización de la salud, como el café y el té verde. El café es más que cafeína, son múltiples polifenoles como el ácido clorogénico, el cafestol o el kahweol, beneficiosos para la salud. Recomiendo no pasarse de dosis y no consumirlo más allá de las seis de la tarde, ya que puede dificultar el descanso nocturno. En el caso del té verde, lo más alentador son sus catequinas, que tienen un efecto antiinflamatorio y favorecen la pérdida de grasa mediante la lipólisis en el tejido adiposo, al igual que la cafeína. Pero ojo, para que esto se produzca de forma efectiva debe haber déficit calórico, si no, nada.

Llegamos al final de este capítulo. No quiero enredarme más porque pienso que, hasta cierto punto, centrarse en los suplementos es profundizar en lo superfluo, y no estamos aquí para perder el tiempo, ¿verdad? Sin embargo, es bueno conocer los más importantes y los que nos pueden ayudar. La clave, como siempre, es obtener el 20 % que te da el 80 %.

Hasta aquí mi intervención.

En el anexo encontrarás los testimonios de mujeres como tú que han llegado a la menopausia con un estado de forma pésimo, pero que, con la ayuda adecuada, han logrado hitos que se sentían incapaces de alcanzar. Te invito a que las conozcas.

No es solo perder peso, es ganar vida y energía

Como cierre me gustaría recordar una frase que ya hemos visto: **perder peso es MUY fácil, lo difícil es mantener el comportamiento adecuado en el tiempo.** Por eso la gente no pierde peso a largo plazo. Lo importante es el cambio de identidad y mentalidad, que es el que expresan las mujeres del anexo.

Si quieres cambiar tu mentalidad y tu identidad, debes estar dispuesta a hacer algunos sacrificios. Pero no en el sentido que tú piensas. Sacrificios es tener esas conversaciones incómodas con tus hijos para decirles que se busquen la vida y que no vas a ser más su taxista o su cocinera o su limpiadora las veinticuatro horas los siete días de la semana. Sacrificios es sentarte a pensar y planificar tus comidas y tu semana en una agenda. Sacrificios es no permitir que entre en tu casa cualquier alimento. Sacrificios son, en definitiva, todas esas acciones en las que ya no te dejarás llevar por el momento o la improvisación. Es elegirte. Vaya sacrificio, ¿no?

Pues sí, eso no es un sacrificio, pero para ti. Si lo es, deberás superar antes la creencia limitante de: «Y si me lo doy, ¿qué habrá para los demás?». La respuesta: «Lo mejor de ti». Elige ser la mejor versión de ti. Elige cuidarte hoy para evitar que otros te cuiden mañana. Elige ser la abuela que puede coger a sus nietos por encima de la cabeza. Elige levantarte por las mañanas ágil, con energía y libre de ansiedad. Elige lo que te mereces, no otra cosa.

Mereces ser feliz, como todo el mundo. Pero, por desgracia, la felicidad no la regalan en el mercadillo. Como dice El Chojin: «La paz no la regalan, se pelea». Literalmente, tendrás que pelear contra todo un sistema obesogénico y un *status quo* que quieren todo lo contrario a lo que tú deseas. Te esconderán la información relevante y te pondrán basura en la cara. Te dirán que todo está mal para que pienses que el mundo es una mierda. Te repetirán por activa y por pasiva que tu caso es imposible. Desde luego, el cambio no es fácil.

A pesar de ello, como diría Séneca: «¿Qué habría sido de Hércules si no hubiera encontrado al león, al jabalí fiero o a la hidra? Sin esos combates, ¿quién habría conocido su fortaleza? Precisamente las dificultades son las que forjan la virtud; nadie puede demostrar su coraje si no hay obstáculos que vencer». Cada obstáculo que vences te demuestra lo valiosa que eres. Es la forma de demostrártelo. No hay otro método. Crecemos al enfrentarnos a las dificultades. Nos hacemos más fuertes y desarrollamos capacidades que, de otro modo, no sabríamos que tenemos.

Si te ha gustado el libro, me encantará que me escribas por Instagram (@doctorvictorbravo) y que me cuentes qué has aprendido y, sobre todo, en qué te ha ayudado y qué hábito nuevo has implementado. Eres más fuerte de lo que piensas. Créeme. Te lo dice tu médico amigo,

Víctor Bravo

Anexo

Historias reales de transformación

Me gustaría que leyeras las palabras de otras mujeres que han estado en la misma situación que tú. Entienden tu sufrimiento y empatizan contigo, pero ahora ellas saben que hay una salida. Si tuviera que decir algo de ellas, sería que han aprendido a valorarse, a quererse de verdad. Han dejado de ser pisoteadas por la vida y por sus circunstancias. Han dicho «Basta, yo también me merezco ser feliz y disfrutar de la vida». Te dejo que disfrutes de estas historias.

Rosa

Yo empecé en la Academia sin pretensiones. Solo quería comprobar si el método funcionaba. Había probado toda clase de dietas: ceto, batidos, de farmacia... Mi situación era desesperante. No me funcionaba nada, y pensé que podría deberse a que entraba en la edad de tener la menopausia.

La cosa cambió cuando encontré por las redes sociales al doctor Víctor Bravo y a su maravilloso equipo. Cambié mi alimentación, empecé a caminar a diario y a hacer ejercicio de fuerza desde casa, con el soporte de un *coach* que te acompaña en tu progreso diariamente. Ha sido la mejor decisión de mi vida, he perdido ya catorce kilos y me encuentro mejor que nunca. Y lo más flipante es que no haces dieta, solo aprendes a seleccionar mejor los alimentos que comes y no hay nada prohibido. Superrecomendable.

Cristina

Han pasado ya tres meses desde que comencé este camino de pérdida de peso con vosotros. Me miro al espejo y aún me cuesta reconocer los cambios en mi cuerpo, pero dentro de mí... ahí es donde veo la verdadera transformación.

He vuelto a ser yo: enérgica, eléctrica, con una autoestima que vuelve a brillar. Siento una fuerza que antes no conocía, una energía que me impulsa, un estado de ánimo que me recuerda que vale la pena seguir. No voy a mentir: no ha sido un camino fácil. He aprendido a dejar que mi mente me cuente lo que quiera, a escucharla sin que sea ella la que decida por mí. Y descubrí que la clave no estuvo en los días de motivación, sino en aquellos en los que no quería levantarme... y aun así lo hice.

Àngels

Tengo sesenta y tres años. Fui diabética gestacional, con antecedentes familiares de diabetes y un sobrepeso que se ha ido forjando paso a paso.

Me considero buena cocinera, siempre dispuesta a celebrar algo en torno a una mesa. Poco a poco, con el paso de los años, fui cayendo en la inactividad. Yo me decía: «¡Pero si nunca paro!». Entre el trabajo, la casa, mi huerto... ¿Cómo iba a pensar que no me movía?

Siempre estaba tan cansada que nunca me apetecía salir a caminar. Con los años y los kilos, empecé a notar que no disfrutaba comprando ropa, sobre todo ante la mirada crítica de mi marido.

De pronto saltaron las alarmas: «Eres prediabética y serás diabética». La espada de Damocles en mi cabeza. Tenía entendido que era definitivo, para siempre. En mi búsqueda apareció un doctor que me dio esperanza: Víctor Bravo. Me admitieron en la Academia de Diabetes y de pronto se hizo la luz: tomé conciencia de dónde y cómo estaba.

He aprendido a priorizarme, cuidarme, caminar y hacer ejercicio. ¡Y lo hago con mis limitaciones y con mis ganas! Siempre en positivo, siempre acompañada en este camino, dándome ánimos y sobre todo sin sentimiento de culpa cuando me desvío del objetivo. Me siento más fuerte y activa. Mi familia me muestra su admiración y apoyo. Creo que es la mejor decisión que he tomado.

Ana María

Hace tres meses decidí dejar de poner excusas y empezar a cuidarme de verdad. No buscaba una dieta milagro ni un cambio radical de un día para otro, sino un camino que pudiera mantener en el tiempo, una guía que me permitiera moverme más, comer mejor, sentirme bien conmigo misma y, sobre todo, sin culpa.

Un día en Instagram encontré un vídeo del doctor Víctor Bravo en el que hablaba de cómo bajar la glucosa. Lo investigué y vi que era endocrino de verdad. Ayudaba a los pacientes a revertir la diabetes y había escrito un libro que se llama *Maldito azúcar*. Empecé a leerlo y me di cuenta de que podía bajar la glucosa y perder peso sin tener que hacer dieta.

Como me parece fundamental el acompañamiento profesional en este proceso, decidí apuntarme a la Academia. Recuerdo que los primeros días fueron todo un reto para mí: levantarme temprano para caminar cuando me apetecía más quedarme en la cama o decir basta cuando sabía que estaba comiendo más de lo que necesitaba.

Día a día me doy cuenta de que me siento con más energía, que ya no tengo remordimientos por la comida y que poco a poco, siguiendo el método de la Academia, estoy consiguiendo resultados: en solo tres meses he perdido cinco kilos, he reducido diez centímetros de cintura y algo que me emociona aún más: he conseguido bajar mis niveles de glucosa. Para mí este último logro es una prueba de que mi salud está mejorando de verdad y que el esfuerzo vale la pena.

Este reto me ha demostrado que nunca es tarde para empezar, que el cambio es posible si lo mantienes en el tiempo y que tu cuerpo te responde con gratitud cuando lo cuidas. Si estás leyendo mi experiencia, te animo a que empieces este proceso hoy mismo. No lo tienes que hacer perfecto, solo ser constante y persistente. Ten por seguro que, si no abandonas el camino, los resultados llegarán, como me está pasando a mí ahora.

Almudena

Lo primero que quiero decir es que llevo toda la vida a dieta. Empecé a los doce años, pues mi madre me llevó a un endocrino amigo de la familia. Siempre he sido gordita, de pequeña me llamaban «gordi» y, un poco más mayor, mis hermanos se referían a mí como «vaca», en plan cariñoso.

Lo he probado todo. Cuando me iba a casar, hice una dieta estricta porque, como todas las novias, quería ir lo más guapa posible. Realmente lo conseguí, pero el efecto rebote fue tremendo, tanto que la ropa que me compré para el viaje de novios ya no me cabía. He tenido cuatro hijos, cuatro embarazos y diagnosticada y tratada de diabetes gestacional. En dos de ellos incluso poniéndome insulina.

Ya mi ginecóloga me anunciaba que me cuidara, que estaba predestinada a diabetes tipo 2 si no ponía remedio. Y yo seguía erre que erre con la dieta de moda para arriba y para abajo, pero sin grandes logros. Una prima me habló de Ozempic© y, como ya había empezado a tratarme la diabetes tipo 2, me lo recetaron. Comencé a pincharme y a adelgazar, a pesar de que me sentaba fatal. La sensación era de un mal embarazo con sesenta años, todo el día revuelta e incluso llegaba a vomitar.

Adelgacé diez kilos, pero me estanqué y no me encontraba bien. Tenía el estómago superhinchado. Yo seguía por Instagram al doctor Víctor Bravo y me gustaba mucho todo lo que decía, así que me lancé a escribirle. La verdad es que su método me ha gustado mucho. Pasamos del «Hay que hacer cinco comidas, porque el metabolismo se ralentiza» a tres comidas. Más que suficiente.

El desayuno es un regalo, disfruto de él comiendo cosas muy ricas, y no estoy con el típico café con leche desnatada y una simple tostada. Luego viene una buena comida y una buena cena. Realmente se disfrutan. Yo no sé qué pasó en mi cabeza, pero antes de empezar estaba toda la mañana picoteando en el trabajo y ahora soy capaz de no picar y de no llenar el estómago con cosas absurdas que no me aportan.

Otro aspecto del programa que ha cambiado mi vida es andar. Ahora procuro ir andando al trabajo. Entre la ida y la vuelta son ocho mil pasos, y con un poco más que haga supero los diez mil. Antes de ir en coche a cualquier sitio, pienso si puedo ir andando. En casa, que hay cuatro plantas, ya no me cuesta subir o bajar. He vencido la pereza a ir andando, y eso que estamos teniendo un verano calentito. He descubierto lo bonito que es mirar el paisaje cuando vas andando y ocupo ese tiempo pensando en mis cosas, hablo por teléfono y admiro todo lo que tengo alrededor.

Estoy más ágil, subo las escaleras sin ahogarme, aguanto una buena caminata. Con el programa he entendido la importancia del ejercicio físico. He leído partes del libro *Maldito azúcar* (me he propuesto leerlo entero) y ahora soy consciente de ello. Antes hacía gimnasia dos veces a la semana porque tengo una hija que es entrenadora personal y nos daba una clase a otra hija y a mí. Pero era de una hora, y nos costaba encontrar el momento para las dos. Creo que es mejor intentar hacer menos tiempo pero todos los días.

Por último, con relación a mi peso, tengo que decir que en estos tres meses de programa no he adelgazado una gran cantidad de kilos, pero me he ido diez días de vacaciones donde he hecho lo que he podido y me mantengo en el peso. Ahora mismo peso una cifra que yo no recuerdo haber visto en mi vida. Medio en broma les digo a mis amigas que ese peso me lo salté. Y lo mejor de todo es que ya me dice todo el mundo que cómo he adelgazado, que qué bien estoy... Así que estoy muy contenta, esperando afianzar todo lo aprendido. Muchas gracias por vuestra ayuda.

Gloria

Después de un largo viaje a través de múltiples intentos de dietas, métodos milagrosos, nutricionistas que captan pero no acompañan y fracasar en bajar los diez kilos que cogí tras la menopausia, descubrí a Víctor.

Su mensaje transmitía realismo, certeza, profesionalidad y, lo más importante, que tienes que cambiar y que en el cambio está también disfrutar del camino y de la vida. En las primeras cuatro semanas, bajé cuatro kilos con el apoyo de un gran equipo que hace que te embarques en escribir tu historia, que te llevará a donde decidas ir el día que tomas la decisión de frenar, cambiar y disfrutar.

En la primera semana desapareció el hambre. Me decían que era emocional, pero no era así: si sigues un plan adecuado, el éxito con constancia llega. Me dijo en una ocasión una persona, cuando le hablé de mi subida de peso, que asumiera que con cincuenta y tres años y menopausia era normal y que bajar no era posible, representaba demasiada complejidad. ¡Pues buenas noticias! Me negué a creerlo y aquí estoy, demostrando que estaba equivocado. Sigo con mi viaje y llegaré a mi destino, sin duda. Gracias.

Adeli

Llevaba tiempo que no me sentía bien. Siempre he comido de todo, aunque he hecho muchas dietas. Todo me hacía efecto al principio: adelgazaba rápido, pero, a la mínima, engordaba otra vez. ¡Y más rápido aún! Cuando llegó la menopausia, todo cambió. Nada tenía efecto. Engordaba y engordaba. Tanto que llegué a pesar ciento veintiocho kilos. Me costaba todo mucho. Cualquier cosa que hiciera me dejaba fatal. Cuando no me dolía un lado, me dolía el otro.

Además, tenía muchísimo estrés: la empresa, la casa, la familia... Tenía que llegar a todo, y llegaba... hasta que me dio un ictus. Me quedé sin poder hacer nada. El diagnóstico era que tenía mucho estrés. Ya sabes: o paras o te paran. A mí me frenó un ictus del que solo me quedó mala memoria y un leve dolor en las piernas. Doy las gracias, porque podría haber sido mucho peor. De hecho, una compañera a la que le dio un ictus el mismo mes que a mí murió.

En fin, tenía que hacer cambios desde ya. Sí o sí. Me encontré con el doctor Víctor Bravo en Instagram. Llevaba tiempo siguiéndolo y estaba aplicando sus consejos, que me parecían muy razonables, a la vez que realistas.

Cuando empiezas con él, todo cambia. Mi forma de comer y poner en su lugar el ejercicio a la vez que cuidarme se volvió lo principal en mi día a día.

Antes, cualquier problema que tuviera, ya fuera de familia o de trabajo, estaba antes que yo. Ahora ese orden ha cambiado: primero yo y después lo demás. Ahora presto atención a lo que como y cómo lo como. No me cuesta y disfruto mucho haciéndolo. La vida me ha dado otra oportunidad. La ansiedad ha desaparecido y, aunque no me gusta el ejercicio, veo el resultado y me anima a continuar. Ya puedo bajar las escaleras. El ascensor ya es solo para meter las bolsas de la compra y yo subo andando. Estoy muy feliz de volver a subirlas y bajarlas.

Entrar a la Academia es la mejor decisión que he tomado y el mejor dinero invertido ha sido este. No hay nada más importante que estar saludable.

Anna Maria

Hace dos meses que entré en la Academia por diabetes tipo 2 recién diagnosticada (glicosilada de 8,4 %). Mi médico consideró que mis hábitos tenían que cambiar y que era imperativo el tratamiento farmacológico. Es cierto que solo se me hablaba de andar y comer bien. Cuando descubrí al doctor Víctor Bravo en las redes sociales, se me abrió un mundo. Reiteraba que esta enfermedad es reversible si te aplicas para siempre buenos hábitos alimentarios no restrictivos, ejercicio diario y entrenamiento muscular. Con ello conseguiría mi objetivo: bajar de peso, mejorar mi calidad de vida y reducir e incluso suspender los fármacos. Por tanto, eso me llevaría a revertir la diabetes. Es un compromiso para toda la vida, pero ¿quién no se compromete a largo plazo?

Dejaría la polifarmacia, que veía que avanzaba hacia mí si no ponía remedio. Y ahí estoy. En dos meses he perdido seis kilos comiendo MÁS y MEJOR, andando y haciendo ejercicio de fuerza. No solo he mejorado mi bienestar físico, sino también el emocional. Desde luego, este camino hay que andarlo. Gracias a TODO el equipo que me acompaña cada día, en los días buenos y en los malos. ¡¡A por ello!!

Candelaria

Llevo en la Academia desde finales de junio de 2024. Después de probar mil dietas diferentes y una reducción de estómago (método POSE), empezar con la Academia me ha supuesto un antes y un después en mi vida. Es un cambio de hábitos, como el ejercicio de fuerza. En esto último estaba muy verde, es lo que más me ha costado introducir en mi día a día. Pasos diarios y una alimentación variada también son fundamentales.

He bajado casi veinte kilos en un año. Me encuentro más fuerte y flexible, antes me sentía torpe. Estoy mejorando y bajando las dosis de insulina, aun siendo diabética tipo 1. No es fácil, pero con tiempo y paciencia se puede conseguir. Como todo en la vida, hay que ser constante y no desanimarse a la primera adversidad.

Araceli

Siéntete libre de decidir cuándo quieres hacer el cambio en TU vida. No te engañes ni engañes a nadie. Solo TÚ sabes cuándo es el momento..., y es cuando te sientes FELIZ con lo que haces y los resultados. ¡Y eso es lo que le transmites a los demás!

Flor

Desde que empecé en la Academia, noto que ha mejorado hasta mi salud mental. Estoy convencida de que volveré a estar en mi peso. Estoy aprendiendo a escuchar mi cuerpo y a comer equilibradamente. Lo mejor es que me está gustando hacer ejercicio. Por fin he entendido, gracias al libro *Maldito azúcar*, lo que es bueno para mí y que hay que ponerse en manos de un profesional.

Notas

1. ¿Qué está pasando en tu cuerpo? Cambios fisiológicos y hormonales

1. S. S. Faubion *et al.*, «The 2022 Hormone Therapy Position Statement of The North American Menopause Society», Advisory Panel, en *Menopause*, 1 de julio de 2022, 29(7): 767-794.

2. ¿Por qué engordamos en la menopausia?

1. AEEM, *(Menoguías): Documento de consenso Asociación Española de Estudio de la Menopausia y la Sociedad Española de Endocrinología y Nutrición: Menopausia y Obesidad*, abril de 2022. Disponible en <https://aeem.es/wp-content/uploads/2022/08/1126_22-menoguia-menopausia-y-obesidad-v24.pdf>.

3. ¿Y qué pasa con la resistencia a la insulina y el riesgo de diabetes tipo 2?

1. B. Leeners *et al.*, «Ovarian hormones and obesity», en *Human Reproduction Update*, 1 de mayo de 2017, 23(3): 300-321.
2. M. C. Honigberg *et al.*, «Association of Premature Natural and Surgical Menopause with Incident Cardiovascular Disease», en *JAMA*, 24 de diciembre de 2019, 322(24): 2411-2421.

4. Y el corazón, ¿qué?

1. E. Lee *et al.*, «Vasomotor symptoms of menopause, autonomic dysfunction, and cardiovascular disease», en *American Journal of Physiology. Heart and Circulatory Physiology*, 1 de diciembre de 2022, 323(6): H1270-H1280.

5. Pérdida muscular, sarcopenia, osteoporosis y artrosis

1. T. Li *et al.*, «A Comprehensive Analysis of Bone Mineral Density Changes across the Lifespan: Insights from National Surveys», en *Nutrients*, 22 de agosto de 2024, 16(16): 2804.
2. K. L. Scofield y S. Hecht, «Bone health in endurance athletes: Runners, cyclists, and swimmers», en *Current Sports Medicine Reports*, noviembre-diciembre de 2012, 11(6): 328-334.
3. J. B. Moseley *et al.*, «A controlled trial of arthroscopic surgery for osteoarthritis of the knee», en *The New England Journal of Medicine*, 11 de julio de 2002, 347(2): 81-88.
4. D. Wang *et al.*, «A systematic review and meta-analysis of the effect of preoperative exercise intervention on rehabilitation after total knee arthroplasty», en *Annals of Palliative Medicine*, octubre de 2021, 10(12): 12722-12732.

6. Más leña al fuego: sobrepeso y obesidad en la menopausia

1. A. Castillo *et al.*, *Ejercicio, un muro contra el cáncer*, Madrid, Espasa, 2024.
2. K. E. Elzawawi *et al.*, «Hidradenitis suppurativa and its association with obesity, smoking, and diabetes mellitus: A systematic review and meta-analysis», en *International Wound Journal*, septiembre de 2024, 21(9): e70035.

7. Mitología de la pérdida de peso

1. K. D. Hall y S. Kahan, «Maintenance of Lost Weight and Long-Term Management of Obesity», en *Medical Clinics of North America*, enero de 2018, 102(1): 183-197.

2. *Ibidem.*

3. I. Galancho, *Ya no paso hambre*, Almería, Círculo Rojo, 2025.

4. C. Drenowatz y K. Greier, «The Role of Energy Flux in Weight. Management», en *Exercise Medicine*, diciembre de 2017, 1: 4.

5. I. J. Neeland *et al.*, «Changes in lean body mass with glucagon-like peptide-1-based therapies and mitigation strategies», en *Diabetes Obesity & Metabolism*, septiembre de 2024, 26, supl. 4: 16-27.

6. S. W. Lichtman *et al.*, «Discrepancy between self-reported and actual caloric intake and exercise in obese subjects», en *The New England Journal of Medicine*, 31 de diciembre de 1992, 327(27): 1893-1898.

7. P. C. Fletcher y P. J. Kenny, «Food addiction: A valid concept?», en *Neuropsychopharmacology*, diciembre de 2018, 43(13): 2506-2513.

8. I. Kishimoto y A. Ohashi, «Subclinical Reactive Hypoglycemia Is Associated with Higher Eating and Snacking Frequencies in Obese or Overweight Men without Diabetes», en *Endocrines*, agosto de 2022, 3(3): 530-537.

9. R. Santandreu, *No hagas montañas de granos de arena*, Barcelona, Grijalbo, 2024.

10. N. A. Christakis y J. H. Fowler, «The spread of obesity in a large social network over 32 years», en *The New England Journal of Medicine*, 26 de julio de 2007, 357(4): 370-379.

11. T. Terol, *Mente umami*, Barcelona, Alienta, 2024.

8. «El problema son las hormonas: el cortisol me inflama y el hipotiroidismo me hace engordar»

1. V. E. Bianchi, «Weight loss is a critical factor to reduce inflammation», en *Clinical Nutrition ESPEN*, diciembre de 2018, 28: 21-35.

2. B. Lebwohl *et al.*, «Long term gluten consumption in adults without celiac disease and risk of coronary heart disease: Prospective cohort study», en *The BMJ*, 2 de mayo de 2017, 357: j1892.

3. A. Reynolds *et al.*, «Carbohydrate quality and human health: A series of systematic reviews and meta-analyses», en *The Lancet*, 2 de febrero de 2019, 393(10170): 434-445.

4. S. M. Ulven *et al.*, «Milk and Dairy Product Consumption and Inflammatory Biomarkers: An Updated Systematic Review of Randomized Clinical Trials», en *Advances in Nutrition*, 1 de mayo de 2019, 10 (supl. 2): S239-S250.

9. El miedo infundado a la terapia hormonal

1. J. E. Rossouw *et al.*, «Risks and benefits of estrogen plus progestin in healthy postmenopausal women: Principal results from the Women's Health Initiative randomized controlled trial», en *JAMA*, julio de 2002, 288(3): 321-333.
2. J. E. Rossouw *et al.*, «Postmenopausal hormone therapy and risk of cardiovascular disease by age and years since menopause», en *JAMA*, abril de 2007, 297(13): 1465-1477.

10. El impacto del entorno y la cultura en la percepción del peso: el estigma del peso y el ambiente obesogénico

1. K. E. Giel *et al.*, «Weight bias in work settings - a qualitative review», en *Obesity Facts*, febrero de 2010, 3(1): 33-40.
2. *Ibidem.*
3. S. M. Phelan *et al.*, «Impact of weight bias and stigma on quality of care and outcomes for patients with obesity», en *Obesity Reviews: An Official Journal of the International Association for the Study of Obesity*, abril de 2015, 16(4): 319-326.
4. *Ibidem.*
5. A. R. Sutin *et al.*, «Weight Discrimination and Risk of Mortality», en *Psychological Science*, noviembre de 2015, 26(11): 1803-1811.
6. H. A. Hayden-Wade *et al.*, «Prevalence, characteristics, and correlates of teasing experiences among overweight children vs. non-overweight peers», en *Obesity Research*, agosto de 2005, 13(8): 1381-1392.
7. F. Rubino *et al.*, «Joint international consensus statement for ending stigma of obesity», en *Nature Medicine*, abril de 2020, 26(4): 485-497.

12. Diagnóstico completo: evaluación hormonal, evaluación metabólica y condición física

1. E. Kjellberg *et al.*, «Metabolic Risk Factors Associated with Visceral and Subcutaneous Adipose Tissue in a Sex-Specific Manner in Seven-Year-Olds», en *Obesity*, abril de 2019, 27(6): 982-988.

2. I. Cornejo-Pareja *et al.*, «Phase angle and COVID-19: A systematic review with meta-analysis», en *Reviews in Endocrine & Metabolic Disorders*, junio de 2023, 24(3): 525-542.

3. Y. Schutz *et al.*, «Fat-free mass index and fat mass index percentiles in Caucasians aged 18-98 y», en *International Journal of Obesity and Related Metabolic Disorders: Journal of the International Association for the Study of Obesity*, julio de 2002, 26(7): 953-960.

4. D. Bellido *et al.*, *Valoración morfofuncional en la enfermedad metabólica crónica adiposa*, Madrid, Médica Panamericana, 2024.

5. F. J. Sánchez-Torralvo *et al.*, «Normative reference values for hand grip dynamometry in Spain. Association with lean mass», en *Nutrición Hospitalaria*, 2018, 35(1): 98-103.

6. J. Yang *et al.*, «Association Between Push-up Exercise Capacity and Future Cardiovascular Events Among Active Adult Men», en *JAMA Network Open*, 1 de febrero de 2019, 2(2): e188341.

7. L. B. Brito *et al.*, «Ability to sit and rise from the floor as a predictor of all-cause mortality«, en *European Journal of Preventive Cardiology*, julio de 2014, 21(7): 892-898.

8. A. Yazdanyar *et al.*, «Association Between 6-Minute Walk Test and All-Cause Mortality, Coronary Heart Disease-Specific Mortality, and Incident Coronary Heart Disease», en *Journal of Aging and Health*, junio de 2014, 26(4): 583-599.

9. C. Casanova *et al.*, «Six Minute Walk Distance Project (ALAT). The 6-min walk distance in healthy subjects: Reference standards from seven countries», en *European Respiratory Journal*, enero de 2011, 37(1): 150-156.

13. Nutrición (de verdad) adaptada a la menopausia

1. J. J. Tuulari *et al.*, «Neural Circuits for Cognitive Appetite Control in Healthy and Obese Individuals: An fMRI Study», en *PloS One*, 6 de febrero de 2015, 10(2): e0116640.

2. T. Hu *et al.*, «Effects of low-carbohydrate diets versus low-fat diets on metabolic risk factors: A meta-analysis of randomized controlled clinical trials», en *American Journal of Epidemiology*, octubre de 2012, 1;176 (supl. 7): S44-54.

3. S. Ahmad *et al.*, «Mediterranean Diet Adherence and Risk of All-Cause Mortality in Women», en *JAMA Network Open*, 1 de mayo de 2024, 7(5): e2414322.

14. Ejercicio y movimiento inteligente: fuerza, resistencia y actividad física

1. A. Moreno-Llamas *et al.*, «Physical activity barriers according to social stratification in Europe», en *International Journal of Public Health*, noviembre de 2020, 65(8): 1477-1484.

2. A. García-Hermoso *et al.*, «Concurrent aerobic plus resistance exercise improves body composition, metabolic profiles, and inflammatory state in the obese pediatric population: A systematic review and meta-analysis», en *British Journal of Sports Medicine*, febrero de 2018, 52(3): 161-166.

3. World Health Organization, «WHO Guidelines on Physical Activity and Sedentary Behaviour», en *British Journal of Sports Medicine*, diciembre de 2020, 54(24): 1451-1462.

15. Manejo del estrés, el sueño y el apetito

1. M. Akhlaghi y A. Kohanmoo, «Sleep deprivation in development of obesity, effects on appetite regulation, energy metabolism, and dietary choices», en *Nutrition Research Reviews*, junio de 2025, 38(1): 4-24.

2. A. G. Izquierdo *et al.*, «Leptin, Obesity, and Leptin Resistance: Where Are We 25 Years Later?», en *Nutrients*, 8 de noviembre de 2019, 11(11): 2704.

16. Terapia hormonal y no hormonal de la menopausia: cuándo, cómo y para quién

1. V. M. Miller *et al.*, «Lessons from KEEPS: The Kronos Early Estrogen Prevention Study», en *Climacteric*, abril de 2021, 24(2): 139-145.

2. H. N. Hodis *et al.*, «Methods and baseline cardiovascular data from the Early versus Late Intervention Trial with Estradiol testing the menopausal hormone timing hypothesis», en *Menopause*, abril de 2015, 22(4): 391-401.

3. S. A. Paschou *et al.*, «Menopausal Hormone Therapy in Women with Type 2 Diabetes Mellitus: An Updated Review», en *Diabetes Therapy*, abril de 2024, 15(4): 741-748.

4. N. Asi *et al.*, «Progesterone vs. synthetic progestins and the risk of breast cancer: A systematic review and meta-analysis», en *Systematic Reviews*, 26 de julio de 2016, 5(1): 121.

5. AEEM, «Criterios de elegibilidad de la terapia hormonal de la menopausia (THM). Código semáforo», mayo de 2025. Disponible en <https://aeem.es/wp-content/uploads/2022/09/22-10285_material-codigo-semaforico_may2022.pdf>.

6. K. Schaudig *et al.*, «Efficacy and safety of fezolinetant for moderate-severe vasomotor symptoms associated with menopause in individuals unsuitable for hormone therapy: Phase 3b randomised controlled trial», en *British Medical Journal*, 18 de noviembre de 2024, 387: e079525.

17. Suplementación útil

1. Y. Y. Kuo *et al.*, «Effect of Whey Protein Supplementation in Postmenopausal Women: A Systematic Review and Meta-Analysis», en *Nutrients*, 10 de octubre de 2022, 14(19): 4210.

2. E. Młynarska *et al.*, «Creatine Supplementation Combined with Exercise in the Prevention of Type 2 Diabetes: Effects on Insulin Resistance and Sarcopenia», en *Nutrients*, 3 de septiembre de 2025, 17(17): 2860.

3. A. Arab *et al.*, «The Role of Magnesium in Sleep Health: A Systematic Review of Available Literature», en *Biological Trace Element Research*, enero de 2023, 201(1): 121-128.

Agradecimientos

A Inés, mi mujer, por ser mi compañera de aventuras.

A Rafa y Ana Mari, mis padres, por darme la oportunidad de estar aquí.

A Dani y Rubén, mis hermanos, por estar siempre ahí.